脂肪注入移植術

【編著者】
淺野　裕子［亀田総合病院乳腺センター乳房再建外科］
関堂　　充［筑波大学医学医療系形成外科］

克誠堂出版

謹　告

- 本書に記載の製品名，薬剤名，会社名等は2019年4月現在のものです。
- 本書に記載されている治療法に関しては，発行時点における最新の情報に基づき，正確を期するよう，著者ならびに出版社は最善の努力を払っております。しかし，医学的知識は常に変化しています。本書記載の治療法，医薬品，疾患への適応等が，その後の医学研究や医学の進歩により本書発行後に変更され，記載された内容が正確かつ完全でなくなる場合もあります。

  したがって，読者自らが，メーカーが提供する最新製品情報を常に確認することをお勧めします。また，治療にあたっては，機器の取扱いや疾患への適応および診療技術等に関して十分考慮されたうえ，常に細心の注意を払われるようお願い致します。
- 治療法，医薬品，疾患への適応等による不測の事故に対して，著者ならびに出版社はいかなる責務も負いかねますので，何卒ご了承下さい。

執筆者一覧

編著者

淺野　裕子　［亀田総合病院乳腺センター乳房再建外科］
関堂　　充　［筑波大学医学医療系形成外科］

執筆者（五十音順）

青井　則之　［宮益坂クリニック］
朝日林太郎　［自治医科大学形成外科］
市田　正成　［いちだクリニック］
金子　　剛　［国立成育医療研究センター形成外科］
坂本　好昭　［慶應義塾大学医学部形成外科］
佐武　利彦　［横浜市立大学医学部附属市民総合医療センター形成外科］
素輪　善弘　［京都府立医科大学病院形成外科］
彦坂　　信　［国立成育医療研究センター形成外科］
水野　博司　［順天堂大学医学部形成外科学講座］
森　　正徳　［自治医科大学形成外科］
吉村浩太郎　［自治医科大学形成外科］
渡辺　頼勝　［東京警察病院形成外科・美容外科］

編集にあたって

　自分の脂肪を身体の他の部位に移植するという方法は，19世紀末に初めて行われたといわれています．脂肪を塊のまま，または砕いて移植したり，動物の脂肪と混ぜたりと，さまざまな手法が行われてきました．当初は生着のメカニズムも不明で，安定した結果が得られず，標準化した方法が確立するには至りませんでした．その後，1980年代に入って脂肪吸引法が普及するに伴い，吸引した脂肪を乳房に注入する豊胸術について報告されるようになりました．しかし，注入した脂肪の多くは吸収され，脂肪壊死による石灰化や嚢腫形成などが問題となり，乳房への脂肪注入についての効果が疑問視され，1987年に米国形成外科学会で否定的な見解が出されました．

　筋皮弁移植やマイクロサージャリーが始まって血管吻合などにより大きな組織を安全に移植できるようになると，組織の欠損に対する治療は血管付き遊離組織移植が主流となっていきます．また，顔面の小陥凹の修正などに対しては，コラーゲンやヒアルロン酸などのフィラーを注入する方法が脂肪注入に比べて簡便であることからもてはやされるようになりました．しかし，異物の注入は吸収や異物反応などの合併症が問題になります．

　その後，1997年のColemanの論文が報告されて以降，脂肪注入移植後の長期成績についても数多くの論文が報告されるようになり，自家組織のフィラーとしての有用性から近年再び見直されるようになってきました．また，脂肪注入移植後の生着のメカニズムについての基礎研究も進み，採取脂肪の精製法や注入法の最適化およびデバイスの開発などにより一定の成績を収めるようになりました．

　ここ数年，脂肪注入の臨床応用の報告が欧米を中心に非常に多く見られます．わが国では現在のところ脂肪注入移植の手術は保険収載されていないためか，多くの施設では行われていません．日本形成外科学会と日本乳房オンコプラスティックサージャリー学会では増加する脂肪注入の要望に応え，再建を目的とした自家脂肪注入に対する適正施行基準を策定し，保険収載を目指して講習会なども行っています．

　本書では，前半は脂肪注入の歴史，基本となる技術，諸外国での臨床応用について「総論」とし，後半は主に顔面領域と乳房領域への臨床応用を「各論」として構成し，脂肪注入移植の臨床経験が多い先生方にご執筆をお願いしました．脂肪注入移植術に関する国内初の成書として，特に各論では基本的な事項から写真とともに詳細に解説していただきました．これから脂肪注入移植を始める先生方，またはすでに臨床で用いている先生方にとって有用な教科書となれば幸いです．

　最後に，ご多忙中にもかかわらず本書のご執筆を快諾していただいた諸先生，出版にあたってご尽力頂いた克誠堂出版の堀江拓氏に深謝いたします．

2019年4月

淺野　裕子，関堂　充

目 次

執筆者一覧　　　　　　　　　　　　　　　　　　　　　　　　iv
編集にあたって　　　　　　　　　　　　　　　　　　　　　　v

I 総論

1. 脂肪注入・移植の歴史　　　　　　　　　　　　　　　　2
関堂　充［筑波大学医学医療系形成外科］

2. 脂肪注入移植のための脂肪吸引方法　　　　　　　　　　8
淺野　裕子［亀田総合病院乳腺センター乳房再建外科］

3. 脂肪注入・移植における脂肪精製・処理　　　　　　　　14
水野　博司［順天堂大学医学部形成外科学講座］

4. 顔面領域への脂肪注入　　　　　　　　　　　　　　　　22
金子　剛，彦坂　信［国立成育医療研究センター形成外科］

5. 乳房領域への脂肪注入　　　　　　　　　　　　　　　　28
淺野　裕子［亀田総合病院乳腺センター乳房再建外科］

6. 脂肪注入−今後の可能性と課題−　　　　　　　　　　　36
吉村浩太郎，朝日林太郎，森　正徳［自治医科大学形成外科］

II 各論❶ 顔面領域への脂肪注入−私の方法−

1. 先天性疾患に対する軟部組織再建　　　　　　　　　　　44
坂本　好昭［慶應義塾大学医学部形成外科］

2. 注入法の詳細と症例　　　　　　　　　　　　　　　　　52
市田　正成［いちだクリニック］

3. 再建症例から美容症例まで　　　　　　　　　　　　　　64
青井　則之［宮益坂クリニック］

**4. マイクロファットグラフトと
ナノファットグラフトによる治療**　　　　　　　　　　　　76
渡辺　頼勝［東京警察病院形成外科・美容外科］

III 各論❷ 乳房領域への脂肪注入 −私の方法−

1. ブレスト・インプラントを併用した
二期的乳房再建　　　　　　　　　　　　　88
淺野　裕子［亀田総合病院乳腺センター乳房再建外科］

2. 体外式乳房拡張器を併用した脂肪注入による
全乳房再建　　　　　　　　　　　　　　100
佐武　利彦［横浜市立大学医学部附属市民総合医療センター形成外科］

3. 脂肪注入を組み合わせた乳房再建法の応用拡大　　114
素輪　善弘［京都府立医科大学病院形成外科］

事項索引　　　133
編者紹介　　　135

I

総論

1 脂肪注入・移植の歴史

■ 関堂　充　｜筑波大学医学医療系形成外科

ポイント

- 脂肪移植は19世紀後半より行われている手技である。
- 注入脂肪の生着・成績が一定せず，一時期は行われなくなった。
- 2000年代に入って手技の改良や理論の確立によって再度行われるようになった。
- 脂肪由来幹細胞の組織への分化および創傷治癒なども報告されている。
- 現在，さまざまな手技が報告され，今後の検証が必要である。

① 脂肪注入の起源および歴史

　脂肪注入は現在，形成外科の分野で広く行われている手技であるが，最初の報告は1893年ドイツのNeuberによるものである。上腕から採取した脂肪組織を粒状にして，骨髄炎後に癒着した眼窩下縁の醜状瘢痕へ移植し，美容的に優れた結果を得たと記載されている。しかし，アーモンド大より大きな脂肪では良い成績を得られなかったとも報告している[1)2)]。

　1895年には同じドイツのCzernyが，殿部脂肪腫を乳房良性腫瘍切除後の乳房部分欠損に移植し，良好な結果を得たという報告をしている。しかし，手技的な困難さや生着の悪さなどから普及はしなかった。

　1909年にはドイツのLexerが腹部から12cm×12cmの脂肪を採取し，眼窩下縁の陥凹への移植を報告している[1)]。1919年の著書では，腹部や大腿外側を大きく切開して，脂肪および真皮脂肪を一塊として採取し，前額の陥凹，乳房切除後の陥凹，皮弁と併用した義眼床の再建，膝関節の強直，小顎症，顔面半側萎縮，腱修復後の癒着防止など多様な用途および長期結果を報告している。Lexterは，移植した脂肪の2/3は吸収されるため，大きな塊として多めに移植することを推奨し，少量複数回移植は瘢痕になるとして勧めてはいない。

　1910年には同じドイツのHolländerが，顔面半側萎縮および乳癌切除後の胸部への注入を報告している。吸収を避けるため，ヒツジの脂肪とヒトの脂肪を混合して室温でクリーム状になるまで混ぜて，体温で注入するという方法であり，痛みや炎症が強いことが記載されている。

　1926年にはシカゴのMillerが顔面のシワ，鼻唇溝，鼻背への脂肪注入にシリンジとカニューレを用いた報告を行っている。

　第一次世界大戦時には，創傷治癒の促進や陥凹の修正を目的に塊または粒としての脂肪移植が多く行われている。Gilliesは，第一次

世界大戦での創傷に対して小片とした脂肪移植を行い，創傷治癒効果を報告している。

1920年代後半には鼻咽腔閉鎖不全に対する咽頭後壁への脂肪移植なども報告されている。その後，脂肪吸収や嚢腫形成および線維化などの問題で脂肪移植は下火になっていった。

② 脂肪生着の組織学的解明

1923年Neuhofは，移植脂肪が骨移植と同様に移植床の脂肪細胞により置き換えられるとした[2]。1943年にはWertheimerらが，脂肪は"primitive"脂肪細胞から発達し，細胞は線維芽細胞に類似しているとした。

1950年代には脂肪吸収や重量の減少および移植後の組織学的検討がPeer[3]により行われ，脂肪移植後1年で重量と容量は約45%になると報告し，外科的侵襲が脂肪組織に加わることにより生着が悪くなるとしている。顕微鏡的検討では脂肪細胞は阻血に弱く，生着には早期の血管新生が重要で，血管再生を伴わない早期の脂肪細胞の破壊は壊死を引き起こし嚢腫形成につながるとしている（図1）。

1989年にBillingsら[2]は脂肪移植に関してhistorical reviewを行い，脂肪組織の中には未分化脂肪細胞と脂肪前駆細胞が含まれ，脂肪前駆細胞を培養することで脂肪注入に用いる可能性を報告している。

③ 脂肪吸引を利用した脂肪注入

1980年代前半にFornier, Illouzらが脂肪吸引を進展させ，採取した脂肪による脂肪注入が再度着目された。Fornierはシリンジ，Illouz[4]は吸引圧を中程度としたポンプによる吸引を用いた採取脂肪を移植したが，顔面・乳房ではほとんど吸収されたとしている。

1987年にBircoll[5]は，生理食塩水注入後にポンプで吸引した脂肪をガーゼで濾して血液成分を除去，インスリン添加し，3mlシリンジにて16G針を用いて乳房増大や外傷性大腿部陥凹への多分割少量注入を報告している。脂肪壊死なしで130mlの注入が可能であったとし，乳房増大では1カップの増大が適応としている。脂肪吸収や脂肪壊死の危険性を術前に説明して理解した患者のみに行うと記載している。

また同年にEllenbogenが，径4～6mmとした粒状の脂肪をニキビの陥凹や鼻唇溝および外傷後の変形など顔面への移植を報告している[2]。

しかし，移植脂肪の生着率の低さ，吸収，嚢腫形成や石灰化などの問題から脂肪移植は一時期ほとんど行われなくなっていた。

1987年には米国形成外科学会（ASPS）で，脂肪注入による豊胸術に関して石灰化や瘢痕が乳癌の発見を阻害するため反対するという見解が発表されている[6]。

1989年にはChajchirら[7]が，253症例で4年間の経過観察にて86%が満足を得たと報告している。彼らは注入用のシリンジ，インジェクター，吸引用のカニューレなどの実際も示し，移植組織の生検で脂肪細胞の一部の生存と血管新生を報告している。生着のために，①脂肪細胞損傷を避けるため局所麻酔を避ける，②吸引圧を半分にし，デリケートな操作を行う，③血液やオイルなどを入れずダメージの受けていない黄色い脂肪を注入する，④生理食塩水で洗浄せず，脂肪注入は皮下・筋膜・筋肉と3層に行う，⑤術後の吸収を予測して30～50%オーバーに注入するとしている。また，皮膚の質感の改善も報告している。

1990年代にColemanら[8]が鼻唇溝と顔面陥凹に脂肪注入を用い，良好な成績を報告した。脂肪を繊細に扱うために，①脂肪を空気に曝露しない，②低圧で吸引する，③周囲組

Ⅰ 総論

織に接触させて血流を得るために多層で多方向に少量ずつ糸状に注入する．④3穴カニューレで吸引する．⑤採取した脂肪を遠心してオイルと血液成分を分離して脂肪のみにするなど，現在でも使用されている方法を開発し，2007年には乳房再建17例において石灰化や囊腫などを減少させ安全に効率的に行えることを示し，1987年のASPSの見解に異を唱えた．それ以降，脂肪注入が再度脚光を浴びることとなった．

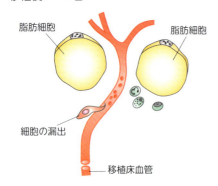
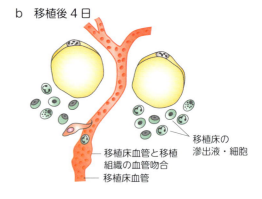
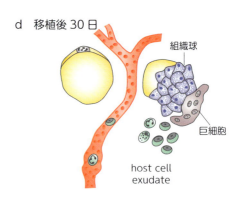
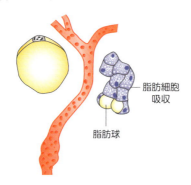
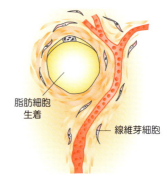

右の脂肪細胞は吸収され，左は血管新生により生着している．生着しなかった脂肪細胞（右）は組織球や巨細胞などにより貪食され，吸収されている．(Peer LA: Transplantation of fat. Reconstructive Plastic Surgery, edited by Convrse JM, pp105–116, WB Saunders, Philadelphia, 1964 をもとに作製)

図1　移植脂肪の生着過程

④ ASPS Fat Graft Task Force ガイドライン

2008年にはASPSで「脂肪移植は乳房増大や以前の手術による脂肪変形に考慮されてもよい手段であるが, その結果は手術手技と術者の経験による」とされ, 以前の禁止が解除されている。

2009年1月, ASPS Fat Graft Task Forceによるガイドラインが以下のように発表された[9]。

① 乳房増大, 陥凹変形, 乳房術後変形に対し推奨グレードB
② 脂肪移植・注入の結果は術者の手技と熟練に影響される
③ 乳癌のリスクが高いBRCA-1・BRCA-2陽性や乳癌の家族歴のある患者には注意する
④ 術前に患者に安全性などの十分なインフォームドコンセントを行う

などが記載されている。

⑤ 脂肪由来幹細胞の研究

2000年代に入ってZuk, Futrellらが脂肪由来幹細胞(adipose-derived stem cells:ASC, ADSC)を報告し, 骨, 筋肉, 軟骨, 神経, 血管への分化を示した[1]。吸引した脂肪よりASC, 間質細胞, T-cell, B-cell, 肥満細胞, 巨細胞などを含む間質血管細胞群(stromal vascular fraction:SVF)も同様に報告されている。

ASCは2004年に頭蓋骨再生例が臨床報告されて以来, さまざまな組織への分化が臨床で報告されている。またASCからの血管内皮増殖因子(vascular endothelial growth factor:VEGF), トランスフォーミング増殖因子(transforming growth factor:TGF-β, 線維芽細胞増殖因子(fibroblast growth factor:FGF)など液成因子の放出により創傷治癒効果も注目され, 2007年にRigottiら[10]は採取した脂肪を遠心分離し, ASCを含んだ脂肪注入により乳房切除後の鎖骨部・胸部放射線皮膚潰瘍の症状改善を報告している。

2008年にYoshimuraら[11]は吸引脂肪組織からASCを抽出し, 脂肪組織と混合・注入するcell-assisted lipotransfer(CAL)にて乳房再建に対し良好な脂肪生着を報告している。2013年にはKølleら[12]が, ASC添加脂肪注入と非添加脂肪注入の前向き無作為対照研究でASC添加の脂肪生着への効果を証明している。2011年にはASPSと米国美容外科学会(ASAPS)が合同で幹細胞と脂肪注入に関して共同声明を出し[13], 治療自体は否定されていないが幹細胞治療はエビデンスに裏付けられておらずまだデータ集積や研究が必要なこと, 専門医による治療が勧められ, 良すぎる結果を保証してはならない, などとしている。

現在, ASC・SVFは, 幹細胞の性質を利用して脂肪注入のみならず創傷治癒, 炎症性疾患, 虚血性心疾患, 組織移植時などの移植片対宿主疾患(graft versus host disease:GVHD), 筋萎縮性側索硬化症(amyotrophic lateral sclerosis:ALS)の治療など幅広く研究応用され始めている[1]。

⑥ Brava®など補助機器の使用

Brava®は1990年代に乳房増大のため, 体外式組織拡張器として開発された。Brava®は吸引圧により移植床の牽引, 移植皮膚の伸展, 移植スペースの増大, 血管新生の効果をもつとされており, 脂肪注入の術前・術後に使用され, Khouriら[14]の報告により広まった。通常の脂肪注入に比較して脂肪生着が良いとされている。しかし, 術前・術後にそれぞれ1カ月程度, 連日10〜12時間装着する必

要があり，長期装用による皮膚炎などの合併症や数回の注入が必要となるなどの問題点もある。

現在，生産が終了しているが，類似のNoogleberry®（Noogleberry社，英国）が販売されており，装着時間の短縮や皮膚炎の軽減などがいわれている[15]。

おわりに

わが国においては1988年に衣笠ら，引き続いて市田[16]が脂肪注入に関しての報告を行い普及してきているが，施設によりさまざまな方法が行われており，今後手技の統一・検証が必要と考えられる。

文献

1) Coleman SR, Mazzola RF, Pu LL: Fat injection from filling to regeneration (2nd ed). Thieme Medical Publisher, Stuttgart, 2018
2) Billings E, May JW: Historical review and present status of free fat graft auto transplantation in plastic and reconstructive surgery. Plast Reconstr Surg 83: 368-381, 1989
3) Peer LA: Transplantation of fat. Reconstructive Plastic Surgery, edited by Convrse JM, pp105-116, WB Saunders, Philadelphia, 1964
4) Illouz YG: Fat injection: a four-year clinical trial. Lipoplasty (2nd ed), edited by Hetter GP, Little Brown, New York, 1990
5) Bircoll M: Cosmetic breast augmentation utilizing autologous fat and liposuction techniques. Plast Reconstr Surg 79: 267-271, 1987
6) Report on autologous fat transplantation. ASPRS Ad-Hoc Committee on New Procedures, September 30, 1987. Plast Surg Nurs 7: 140-141, 1987
7) Chajchir A, Benzaquen I: Fat-grafting injection for soft-tissue augmentation. Plast Reconstr Surg 84: 921-934, 1989
8) Coleman SR, Saboerio AP: Fat grafting to the breast revisited: safety and efficacy. Plast Reconstr Surg 119: 775-785, 2007
9) Fat Transfer/Fat Graft and Fat Injection ASPS Guiding Principles, 2009. https://www.plasticsurgery.org/Documents/medical-professionals/health-policy/guiding-principles/ASPS-Fat-Transfer-Graft-Guiding-Principles.pdf (Accessed 14 2019)
10) Rigotti G, Marchi A, Galiè M, et al: Clinical treatment of radiotherapy tissue damage by lipoaspirate transplat: a healing process mediated by adipose-derived adult stem cells. Plast Reconstr Surg 119: 1409-1422, 2007
11) Yoshimura k, Satok, Aoi N, et al: Cell-assisted lipotransfer for cosmetic breast augmentation: supportive use of adipose-derived stem/stromal/cells. Aesthetic Plast Surg 32: 48-55, 2008
12) Kølle SF, Fischer-Nielsen A, Mathiasen AB, et al: Enrichment of autologous fat grafts with ex-vivo expanded adipose tissue-derived stem cells for graft survival: a randomised placebo-controlled trial. Lancet 382: 1113-1120, 2013
13) ASAPS/ASPS position statement on stem cells and fat grafting. Aesthet Surg J 31: 716-717, 2011
14) Khouri RK, Del Vecchio D: Breast augmentation and reconstruction using BRAVA external breast expansion and autologous fat grafting. Surgery of the Breast (3rd ed), edited by Spear SL, pp1374-1399, Lippincott Williams & Wilkins, Philadelphia, 2012
15) 武藤真由, 佐武利彦, 成井一隆：乳房への脂肪注入法とデバイス①. PEPARS 138: 29-39, 2018
16) 市田正成：私の行っている脂肪注入法 (第1報). 日美外報 18：150-158, 1996

1 脂肪注入・移植の歴史

2 脂肪注入移植のための脂肪吸引方法

淺野　裕子　　亀田総合病院乳腺センター乳房再建外科

ポイント

- 吸引した脂肪組織を移植材料として体内へ戻すため，痩身目的の脂肪吸引と異なり清潔に回収する必要がある。
- 採取部の第一選択は，体位変換の必要性がない腹部や大腿前面とする。
- 吸引に先立って，アドレナリン加生理食塩水を皮下に注入する（トゥメセント法）。
- 吸引に用いるカニューレが細すぎると脂肪細胞が破壊されるため，適切な太さのものを用いる。
- 吸引部の局所の合併症や重篤な全身合併症について理解しておく。

はじめに

乳房への脂肪注入移植では，顔面領域への注入に比べてある程度まとまった量の脂肪を必要とする。ここでは100ml以上の脂肪を吸引する方法について解説する。

① 吸引部位

採取部として，腹部，腰背部，大腿が挙げられるが，体位変換の不要な腹部や大腿前面から吸引する報告が多い。in vivoまたはin vitroの研究では，吸引部位による脂肪細胞のバイアビリティー（viability）には差がないという報告や[1]，下腹部の脂肪は側腹部と比べてバイアビリティーがよいとする報告もあるが[2,3]，実際には，体位変換を必要としない部位を第一選択とする。次の手術でも脂肪注入を予定している症例では，1回目は大腿の前面から吸引して2回目は腹部から吸引する，というように吸引部位を変えるようにする。一度吸引している部位からの2回目の吸引は，線維化して吸引しにくい場合がある。痩せている症例で十分な量の吸引が難しいことが予想される場合は，腹部と大腿前面など複数部位の広い面積から吸引することで量を確保するようにする。狭い範囲から大量の吸引を行うと，術後に凸凹の変形を来たすため注意する。

脂肪吸引の適応についてはBMIが1つの目安となるが，例えばアスリートのように体脂肪が低い症例では吸引は難しいため，術前に皮下をつまんで（ピンチテスト）確認しておくことも必要である。痩身が目的ではなく，移植のための脂肪吸引であるから，採取部の合併症は最小限に留めるようにすることが重要である。

②トゥメセント

吸引に先立って，出血量の軽減のため，アドレナリン加生理食塩水を皮下脂肪内に注入するトゥメセント法（tumescent technique）を行う．乳房再建や豊胸の場合は全身麻酔下に行われることが多く，その場合は局所麻酔薬を混合する必要はない．臍部や鼠径部などの目立たない部位に3mm程度の皮膚切開を行い，トゥメセント用のカニューレを挿入してトゥメセント液（生理食塩水1,000mlにアドレナリン1mgを付加した溶液）を皮下に注入する．全身麻酔下に行う場合は，リドカインは付加していない．

痩身のための脂肪吸引では，吸引量とほぼ量のトゥメセント液の注入を目安とするが，移植のための脂肪吸引の場合，吸引量が100〜500ml程度のため，その量では吸引部の全体にトゥメセント液が行きわたらない．実際には下腹部全体では500〜600ml，大腿前面に注入すると片側に400〜500ml程度の注入となることが多い（図1）．術後の疼痛軽減を目的にリドカインを混合する場合にはその総投与量に注意する．

基礎研究では，リドカインやアドレナリンは脂肪細胞のバイアビリティーには影響を与えないとされ[4]，またShoshaniら[5]は，ヒト脂肪をマウスの背部に移植したモデルでリドカインとアドレナリンを付加した溶液が移植脂肪の生着に影響を与えないことを示している．しかし，このトゥメセント液は吸引脂肪に混入されるため，遠心処理などにより余計な水分を除去してコンパクトにした方が効率よく移植することができる．

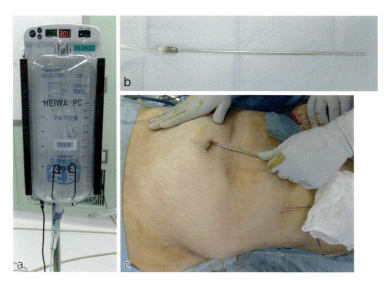

a：トゥメセント液（生理食塩水1,000mlにアドレナリン1mgを付加した溶液）を自動加圧バッグに装着する．
b：インフィルトレーションニードルの長さ30cmを点滴用のチューブに接続する．
c：下腹部を中心に600mlのトゥメセント液を注入した状態

図1　トゥメセント法（tumescent technique）

③ 吸引

　Coleman[6]の方法に代表されるようにLuer-Lok式のシリンジで陰圧をかけながら吸引する方法や，痩身のための動力式脂肪吸引器を用いる方法がある（図2）。100ml以上の吸引の場合，短時間でまとまった量の吸引が可能な方法が望ましい。痩身目的の脂肪吸引とは異なり，採取したものを体内へ戻すため，中間瓶などを接続して清潔な状態で脂肪を回収する必要がある。

　脂肪吸引に用いるカニューレは，細すぎるものを使用すると脂肪細胞が破壊されてしまうため，できるだけ太い方が望ましいが[7,8]，ドナーの合併症を考慮して，実際の臨床では多くの術者が径2〜4mmのカニューレを使用している（図3）。

　吸引は，トゥメセント液の注入と同じ小孔より吸引用カニューレを挿入して行う。カニューレが筋膜に接することなく，また皮膚直下の浅すぎる層も避けるような深さを頭の中でイメージしながら動かす。最初は遠位部から吸引を開始し，カニューレを扇状に広い範囲へ動かしながら徐々に吸引孔近くの吸引

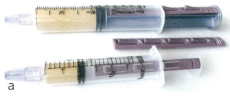
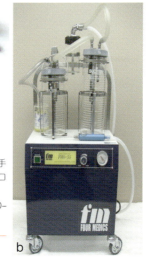

a：シリンジにロック式スナップを装着して吸引する手動式脂肪吸引器（Tulip® Medical Products カタログより引用）
b：電動式脂肪吸引器（リポサクションユニットFMO-55，フォーメデイックスより提供）

図2 脂肪吸引のためのデバイス

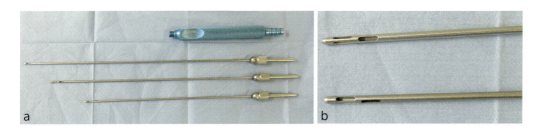

a：吸引用カニューレ。外径3mmで，長さが26cm，32cm，36cmのものを採取部位に応じて使い分ける。
b：先端の形状

図3 吸引用カニューレ

に移る。反対側の手は吸引部に当てて皮膚が張っているような状態を保つとカニューレを動かしやすくなる（図4）。同じ箇所を何度もカニューレが通ると凹みを来たす原因になるため，扇状に広く動かし，途中で皮膚をつまんで，吸引の状態を確認しながら行う。必要な量を採取できたら，最後に吸引部全体をならすように吸引をして終了する。

　大腿から吸引した時は，術中に減菌した弾性包帯を強めに巻いておき，余分なトゥメセント液を吸引孔から排出させてから，吸収糸で真皮縫合を1針行う。術野が胸部に加え採取部と広く，さらにトゥメセント液が入った後は低体温になりやすいため，吸引操作が終了したら腹部や大腿部には減菌布を掛けておき保温に配慮する。

　採取した脂肪は室温に放置すると脂肪細胞が破壊されてオイル状になるため[9]，移植材料は凍らせた生理食塩水を入れた容器などを使って低い温度に保ち，吸引後はなるべく速やかに注入することが望ましい（図5）。乳房再建の場合は，移植床側の操作も吸引と同時にスタートして，吸引と同じタイミングで終了させるように調整する。

　血栓と脂肪塞栓の予防を目的に，吸引が終わったらすぐに間欠的空気圧迫用のフットポンプを装着させ，離床まで継続する。術後は1週間程度の圧迫を指導する。腹部の場合はガードルやバストバンドを利用し，大腿部の場合はガードルと医療用弾性ストッキングを24時間着用させる。皮下出血斑は通常2，3週間で消失するが，大腿の皮下出血が膝を超えて下腿に広がってしまうとその消失が遅れるため，特に注意している。

　吸引部の局所の合併症として，皮膚の凸凹不整や皮膚の弛緩によるシワがある。これらは吸引後数カ月してから認めるため，外来診察時には採取部の診察も定期的に行う。また，腹部からの吸引による腹膜の損傷，肺塞栓やリドカイン中毒などの重篤な合併症が生じる可能性もあるため，ていねいな吸引操作で必要な量だけを採取することに心がける。

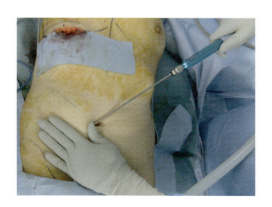

臍部の小孔より下腹部を中心に吸引しているところ。

図4　脂肪採取

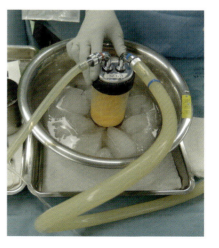

吸引した脂肪は冷温に保つ。

図5　中間瓶に回収された吸引脂肪

1) Rohrich RJ, Sorokin ES, Brown SA: In search of improved fat transfer viability: a quantitative analysis of the role of centrifugation and harvest site. Plast Reconstr Surg 113: 391-395, 2004

2) Geissler PJ, Davis K, Roostaeian J, et al: Improving fat transfer viability: the role of aging, body mass index, and harvest site. Plast Reconstr Surg 134: 227-232, 2014

3) Padoin AV, Braga-Silva J, Martins P, et al: Sources of processed lipoaspirate cells: influence of donor site on cell concentration. Plast Reconstr Surg 122: 614-618, 2008

4) Moore JH Jr, Kolaczynski JW, Morales LM, et al: Viability of fat obtained by syringe suction lipectomy: effects of local anesthesia with lidocaine. Aesthetic Plast Surg 19: 335-339, 1995

5) Shoshani O, Berger J, Fodor L, et al: The effect of lidocaine and adrenaline on the viability of injected adipose tissue: an experimental study in nude mice. J Drugs Dermatol 4: 311-316, 2005

6) Coleman SR: Hand rejuvenation with structural fat grafting. Plast Reconstr Surg 110: 1731-1744, 2002

7) Erdim M, Tezel E, Numanoglu A, et al: The effects of the size of liposuction cannula on adipocyte survival and the optimum temperature for fat graft strage: an experimental study. J Plast Reconstr Aesthet Surg 62: 1210-1214, 2009

8) Kirkham JC, Lee JH, Medina MA 3rd, et al: The impact of liposuction cannula size on adipocyte viability. Ann Plast Surg 69: 479-481, 2012

9) Matsumoto D, Shigeura T, Sato K, et al: Influences of preservation at various temperatures on liposuction aspirates. Plast Reconstr Surg 120: 1510-1517, 2007

3 脂肪注入・移植における脂肪精製・処理

■ 水野　博司　順天堂大学医学部形成外科学講座

> **ポイント**
> - 脂肪精製・処理方法に関し，いまだ標準化・最適化された方法はない。
> - 脂肪注入・移植の成否は，精製・処理方法と注入手技に依る。
> - 脂肪注入・移植が保険適用されるにあたっては，標準化されたプロトコールの確立が望まれる。

はじめに

生体のいかなる移植組織片においてもそれらが目的の場所に確実に生着するためには，移植床からの十分かつ安定した血流供給が不可欠で，それが達成されないということはすなわち，移植組織の変性・壊死を意味することになる。とりわけ脂肪組織は，皮膚や骨軟骨と違い非常に脆く繊細な組織であるだけに，採取方法，精製処理方法および移植方法には格別の注意を払わなければならない。

しかし，吸引した脂肪組織をどのように分離精製するのが最も理想的な状態なのかについて，これまで多くの検証が細胞レベルまで掘り下げてなされてきたにもかかわらず，いまだ標準化・最適化したプロトコールが存在しないのが現状である。

そこで本稿では，移植脂肪組織の精製・処理過程のさまざまな方法を紹介しながら，現段階で推奨されている手技や手法についてエビデンスをもとに解説する。

① 脂肪組織の構造

脂肪移植を実施するにあたり，生体の脂肪組織の構造を理解することは大変重要である。脂肪細胞は通常，直径がおよそ70～90μmといわれ，内部は脂肪滴で充満している。肥満に伴いおよそ130μmまで肥大するとともに，細胞の増殖が起こるといわれている。そ

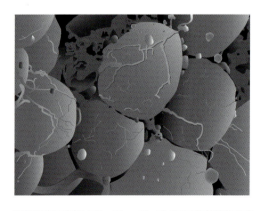

脂肪細胞の直径は70～90μmで，すべての脂肪細胞は血管に接し直接栄養を受けている。肥満に伴い脂肪細胞の肥大化と増殖が起こる。

図1　ヒトの脂肪組織

してすべての脂肪細胞は，少なくとも1本の血管に接していて直接栄養を受けている(図1)。

脂肪組織を構成する細胞成分としては，成熟脂肪細胞（adipocytes）およびその前駆細胞（preadipocytes）や，間質に存在して血管を構成する血管内皮細胞（endothelial cells）や周細胞（pericytes），免疫関連細胞（immune cells），線維芽細胞（fibroblasts）などが存在するが，血管壁の周辺に多分化能を有する脂肪幹細胞（adipose-derived stem cells：以下，ASCs）が存在することがわかっている[1]。したがって脂肪組織移植とは，これらの細胞集団をまとめて移植することを意味する。

2 脂肪組織と内因性液性因子

ASCsが再生医療における間葉系幹細胞の有力なツールであることがこれまでの研究において明らかになっているが，一般的に幹細胞はそれ自体が成熟細胞へと分化する能力を示す以外に，幹細胞が種々の内因性増殖因子を放出し，パラクライン効果に基づいた組織再生を示すこともこれまでの研究で多く示されてきた[2][3]。

ASCsが放出するとされる増殖因子には，上皮成長因子（epidermal growth factor：EGF），血管内皮細胞増殖因子（vascular endothelial growth factor：VEGF），血小板由来増殖因子（platelet-derived growth factor：PDGF），肝細胞増殖因子（hepatocyte growth factor：HGF），インスリン様成長因子（insulin-like growth factor：IGF），トランスフォーミング増殖因子-β（transforming growth factor-β：TGF-β）などがある。しかし，単離されたASCsでなく，脂肪吸引によって得られたASCsを内包する脂肪組織そのものでも，同様の液性因子が含まれることが示されている[4]。したがって，脂肪注入移植というのは単に構造的な脂肪組織を移植するという概念に留まらず，多種多様な液性因子およびそれらを放出する細胞集団を同時に移植することを意味することになる。また，移植された脂肪組織が効果的に定着し局所で維持されるためには，これらの細胞集団が効果的に移植されるような精製処理の方法が確立されることが極めて重要となる。

3 脂肪吸引直後の脂肪組織の状態

脂肪吸引術によってシリンジ内に採取された脂肪組織は，外観的には，皮下脂肪組織のみならず脂肪吸引に先立ち局所に注入したトゥメセント液（生理食塩水以外に局所麻酔薬も含む）および脂肪吸引中に起こる皮下出血による血液が入り混じった状態を呈する(図2)。この中から移植に必要な脂肪組織のみを回収することが効率的な脂肪移植を行うのに重要であるが，これらをしばらくの間静置させておくことで構成成分の比重によってある程度分離され，比重の軽い脂肪組織は上方に，液状成分は下方に分離する。

吸引直後の液状成分の中には，本来脂肪組

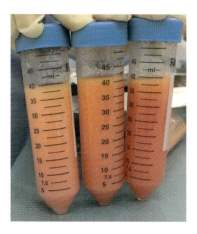

脂肪組織以外にもトゥメセント液や血液成分が混入している。

図2　吸引直後の脂肪組織

織の間質中に存在し，脂肪吸引過程で物理的に脂肪組織から脱落した細胞集団も少量ながら存在する。これらは理論的には脂肪組織とともに移植材料として利用可能であるが，現実的には回収効率は決して良くないために破棄されているのが現状である。

このような状態になった吸引脂肪組織からトゥメセント液成分や血球成分，あるいは破壊された細胞や間質組織の断片（debris）を除去し，移植に供するべく，より濃縮された脂肪組織をどのようにして分離するのかについては後述するさまざまな方法が実施されている。そしてどの方法が最も理想的であるかという議論こそが，脂肪注入移植全般を通じて最も議論されている分野であるといっても過言ではない。

以下に現状で実施されているさまざまな精製・処理方法の実際について説明する。

④ 重力による分離精製

吸引した脂肪組織を静置させ，その中に含まれるトゥメセント液成分や血球成分を組織の比重によって分離する方法であり，sedimentationとも呼ばれる。脂肪組織成分の方が液状成分より軽いため，液状成分が下に，脂肪組織成分が上に分離される（図3）。その後，移植に不必要な液状成分を廃棄して（これをdecantingという）移植材料を作製する。

このような重力による分離方法は，遠心分離などの他の方法と異なり細胞成分に過剰な負荷をかけることがないため，組織のバイアビリティーを最大限に保つことが可能である。しかし，脂肪組織と一部混在した液状成分がどうしても除去しきれないため，そこに含まれる血球成分など不必要な分画まで一緒に移植してしまうことになる。また，脂肪組織の濃縮度が，遠心分離操作で得られる濃縮度よりも劣るため，顔面などに対する少量の脂肪注入移植などでは脂肪注入量の評価がしづらい。

なお，脂肪吸引直後の脂肪組織を生理食塩水によって複数回洗浄したうえで重力によって分離精製することもある。この方法だと，混入する血球成分やトゥメセント液中の局所麻酔薬を容易に除去できるといった利点を有する一方，ASCsを含む間質細胞集団も一部取り除かれてしまうといった欠点も考えられる。

⑤ フィルターを介した分離精製

吸引した脂肪組織を生理食塩水で洗浄後，フィルターを介して液状成分を除去したものを移植組織として供与する方法も以前より実施されてきた。わが国においては"茶こし"を用いた濾過が多くの施設において実施されている。この方法は市販の"茶こし"を用いる点で安価かつ簡便に処理できるという点では良い方法であるが，そもそも"茶こし"は医療機器でないこと，網目のサイズに関しても非常に大きく，液状成分のみでなく脂肪移植に有用な細胞成分や脂肪組織の喪失の懸念があること，"茶こし"の有用性に関するエビデンス

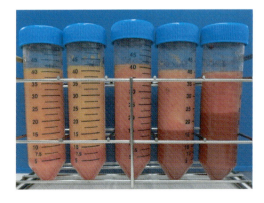

それぞれの比重の違いによって脂肪組織は上層に，液状成分は下層に分離し始める。

図3　吸引後に静置された脂肪組織

がないことなどから，科学的に推奨できるレベルにはない。

近年，欧米においては吸引脂肪組織のフィルタリング専用の医療機器も開発されている。例えばLifeCell社製のRevolve™ System, Puregraft LLC社製のPuregraft®, Medi-Khan社製のLipoKitなどは遠心分離処理に代わるものとして，内部のフィルターを介して液状成分のみならず，血球成分，細胞断片，油滴などを除去することが可能となっている[5][6]。しかし，これらいずれの製品においても有用性を示すための有効なエビデンス，例えば移植した脂肪の生着率の向上などについて示されておらず，今後詳細な検討が望まれている。

⑥ 遠心分離による分離精製

吸引脂肪組織から移植に用いる脂肪成分のみを分離する最も代表的な手法が遠心分離であり，標準的な方法となっている。いわゆる"Coleman technique"と呼ばれる一連の脂肪吸引・脂肪注入移植の過程においても遠心分離というステップが設定されており，その有用性については論を待たない。

シリンジ内に存在する吸引脂肪組織を遠心分離すると，シリンジ内の組織はそれらの比重に応じて3層に分離される。すなわち，最上層には一部の脂肪細胞が破壊された結果出てきた油滴，その下には濃縮された脂肪組織，そして最下層には液状成分となる。このうち中間層の脂肪組織のみを回収して移植に供する（図4）。

しかし，どのような遠心分離条件が移植脂肪のバイアビリティーを最大限温存し，定着を最大限発揮させるかについてはいまだ議論の余地が残されている。一般的には遠心分離速度を上げれば上げるほど，また遠心分離時間を長くすればするほど吸引組織全体から脂肪組織を分離・濃縮することは可能になるが，それだけ組織に対する傷害も増すことになる。また，最近の研究によると，適切な遠心分離条件というのは単に脂肪細胞やASCsを凝縮するだけでなく，内在するいくつかの血管新生関連増殖因子も凝縮することがいわれている[4][7]。すなわち，ASCsや血管新生関連増殖因子濃度が脂肪移植の生着率にかなり相関しているのではないかとの研究も散見される[8]。

以上を踏まえ，現状では遠心分離における回転数が3,000rpm（約1,200g），回転時間が3分間という条件が，種々の細胞や増殖因子の濃縮という視点で現段階では最も推奨されており，少なくともそれ以上の遠心速度や遠心時間での分離条件では脂肪組織に傷害を与えることから推奨すべきでない。しかし，顔面のような少量の脂肪組織移植を行う場合と違って乳房のような大量の脂肪組織移植をする場合においては，遠心分離速度や回転時間を減少させた方が好都合であるという報告もあり，注入部位や目的に応じて遠心分離条件を多少変化させてもよいかもしれない。

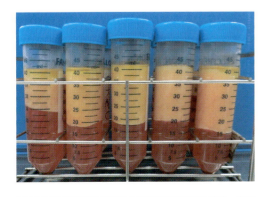

最上層には脂肪細胞が破壊された結果出てきた油滴，中間層には濃縮された脂肪組織，最下層には液状成分が存在する。

図4 遠心分離後の脂肪組織の状態

7 科学的エビデンスに基づいた理想的な脂肪精製・分離プロトコールとは？－標準化は可能か

前述したさまざまな脂肪分離・精製処理法に関し，どのような方法をとれば最も効果的な脂肪移植が可能となるかについては，これまで実に多くの比較研究がなされてきた。その中で2012年に発表されたGirら[9]の論文は，脂肪注入移植に関する研究のうち，脂肪分離・精製処理に関するのみならず脂肪採取の方法，採取場所，注入手技などに関する過去の文献についてシステマティックレビューしたものであり，極めて信頼性の高いものである。ここでは，本論文中に使用された，脂肪分離・精製処理に関する4つの臨床研究ならびに10の比較研究に関するレビューについて紹介する。

まず臨床研究においてであるが，Butterwickら[10]は，手の若返り（hand rejuvenation）を目的として遠心分離処理した脂肪組織および遠心分離処理しない脂肪組織を無作為二重盲検で注入投与するという前向き臨床研究を行った。その結果，注入後5カ月の時点において，遠心分離処理した脂肪注入移植の方がボリュームの持続性ならびに整容性において明らかに良かったと報告している。次にKhaterら[11]は51人の患者に対し，遠心分離した脂肪，遠心分離処理していない脂肪，および洗浄のみ実施した脂肪を注入投与して比較した結果，移植後1年の段階において，洗浄した脂肪投与群において臨床結果が良かったと述べている。3番目の臨床研究として，Ferraroら[12]は30人の患者に対しColeman法〔3,000rpm（約1,200g），回転時間3分間〕，著者らの方法（1,300rpm，回転時間5分間），および重力による分離精製の3群で比較したところ，Coleman法においては術後1年の時点で移植脂肪のおよそ50％が吸収された一方で，著者らの方法では80％の患者において吸収を認めなかったとしている。そしてBottiら[13]の研究では，25人の患者に対し，顔面への脂肪注入の際に，片側にはフィルターおよび洗浄によって得られた脂肪を注入し，もう片側にはColeman法で精製した脂肪を注入した。その結果，移植後1年の時点において主観的にも客観的にも大きな差はなかったとしている。

続いて非臨床研究についてであるが，Boschertら[14]は吸引脂肪の遠心分離の際，回転速度50gで統一し，回転時間を2，4，6，8分としたところ，2分以上に設定しても分離された脂肪組織の割合は増加することはなかったと報告している。次にRohrichら[15]は，遠心分離（500g，2分）で得られたサンプルと遠心分離しないサンプルの両者を比較し，細胞のバイアビリティーに有意差はなかったと報告している。Ramonら[16]は，遠心分離（1,500rpm，5分）とコットンタオルによる濾過で得られた両サンプルをヌードマウス皮下に注入移植した結果，移植後16週目において両者の重量やボリュームに有意差はなかったと報告している。Roseら[17]は脂肪組織の分離・精製処理において，洗浄のみ，遠心分離，重力による分離による脂肪細胞のバイアビリティーを定量的に測定した結果，顕微鏡下に正常構造を保っている成熟脂肪細胞および核を有する成熟脂肪細胞は，重力による沈降処理をした群において有意に多かったと報告している。Smithら[18]は，遠心分離，乳酸加リンゲル液による洗浄，生理食塩水による洗浄との組み合わせにより生成された脂肪組織を移植して生着率の視点で比較・評価したところ，どの群においても移植組織の重量に有意差はなかったと報告している。

2008年Kuritaら[7]は，遠心分離の際の遠心速度条件に関し，脂肪移植およびASCsの生存の観点で比較した。その結果，過剰な遠心分離は成熟脂肪細胞およびASCsの両者を破

壊する結果となり，理想的には1,200g（3,000rpm），3分間と結論付けた。Condé-Greenら[19]はdecanting，洗浄および遠心分離（3,000rpm，3分間）の3条件において成熟脂肪細胞およびASCsに与える影響について調べた結果，成熟脂肪細胞数はdecantingによるものが遠心分離されたものに比べ有意に良好であったとしている。そして，もし遠心分離された脂肪組織を移植するのであれば，最下層に沈殿した細胞集団も脂肪組織に混ぜて一緒に移植することを勧めている。Minnら[20]は，吸引脂肪を遠心分離やコットンガーゼを用いた方法などさまざまな方法で濃縮したものの移植効果などについて調査したが，どれも有意差はなかったと報告している。Xieら[21]は，異なる遠心速度によって脂肪細胞のバイアビリティーが変化するかどうかを調べたところ，1,145g（4,000rpm）以上の速度によって著しくバイアビリティが落ちると報告している。最後にPulsfortら[22]は，Xieらと同様の実験を行ったが，遠心分離自体に脂肪細胞の生存度を下げるといった影響はなかったと報告している。

以上の文献的エビデンスを勘案しても，どのような脂肪細胞の分離・精製処理方法が最も優れているのかといったデータはいまだ確定できていない。遠心分離を用いる際には，処理条件として遠心速度が3,000rpm（1,200g）以下とすることで脂肪細胞の損傷を最小限に留めることが可能となっている。

おわりに

脂肪注入移植術というのは，他稿にもあるように，脂肪吸引前の事前の準備，脂肪吸引の方法，吸引脂肪の分離・精製処理，そして注入に至るすべての段階で適切な取り扱いを行うことが極めて重要である。いくら移植に適正な注入脂肪を準備できたとしても，注入手技が悪ければ移植脂肪の硬結や壊死などの合併症を引き起こす可能性があるし，逆に注入手技が理想的であったとしても，移植脂肪が適正に準備できなければ効率の悪い移植となってしまう。

こうした一連のステップを標準化・最適化できることで，ある程度の知識と技術をもった形成外科医であれば誰でも一定の結果を得ることにつながるが，その中でも吸引脂肪の分離・精製処理ステップこそがまさに玉石混交ともいえるほどさまざまな方法が存在し，どの方法が最も理想的なのか，いまだ結論に至っていない。しかし，この脂肪注入移植が将来わが国において保険適用となり普遍的な治療手段となるためには，少しでも標準化された分離精製プロトコールを確立することが極めて重要であろう。

1) Zuk PA, Zhu M, Mizuno H, et al: Multilineage cells from human adipose tissue: implications for cell-based therapies. Tissue Eng 7: 211-228, 2001
2) Tajima S, Tobita M, Orbay H, et al: Direct and indirect effects on bone regeneration of a combination of adipose-derived stem cells and platelet-rich plasma. Tissue Eng Part A 21: 895-905, 2015
3) Horikoshi-Ishihara H, Tobita M, Tajima S, et al: Co-administration of adipose-derived stem cells and control-released basic fibroblast growth factor facilitates angiogenesis in a murine ischemic hind limb model. J Vasc Surg 64: 1825-1834, 2016
4) Pallua N, Pulsfort AK, Suschek C, et al: Content of the growth factors bFGF, IGF-1, VEGF, and PDGF-BB in freshly harvested lipoaspirate after centrifugation and

incubation. Plast Reconstr Surg 123: 826-833, 2009
5) Zhu M, Cohen SR, Hicok KC, et al: Comparison of three different fat graft preparation methods: gravity separation, centrifugation, and simultaneous washing with filtration in a closed system. Plast Reconstr Surg 131: 873-880, 2013
6) Ansorge H, Garza JR, McCormack MC, et al: Autologous fat processing via the Revolve system: quality and quantity of fat retention evaluated in an animal model. Aesthet Surg J 34: 438-447, 2014
7) Kurita M, Matsumoto D, Shigeura T, et al: Influences of centrifugation on cells and tissues in liposuction aspirates: optimized centrifugation for lipotransfer and cell isolation. Plast Reconstr Surg 121: 1033-1041, 2008
8) Philips BJ, Grahovac TL, Valentin JE, et al: Prevalence of endogenous CD34+ adipose stem cells predicts human fat graft retention in a xenograft model. Plast Reconstr Surg 132: 845-858, 2013
9) Gir P, Brown SA, Oni G, et al: Fat grafting: evidence-based review on autologous fat harvesting, processing, reinjection, and storage. Plast Reconstr Surg 130: 249-258, 2012
10) Butterwick KJ: Lipoaugmentation for aging hands: a comparison of the longevity and aesthetic results of centrifuged versus noncentrifuged fat. Dermatol Surg 28: 987-991, 2002
11) Khater R, Atanassova P, Anastassov Y, et al: Clinical and experimental study of autologous fat grafting after processing by centrifugation and serum lavage. Aesthetic Plast Surg 33: 37-43, 2009
12) Ferraro GA, De Francesco F, Tirino V, et al: Effects of a new centrifugation method on adipose cell viability for autologous fat grafting. Aesthetic Plast Surg 35: 341-348, 2011
13) Botti G, Pascali M, Botti C, et al: A clinical trial in facial fat grafting: filtered and washed versus centrifuged fat. Plast Reconstr Surg 127: 2464-2473, 2011
14) Boschert MT, Beckert BW, Puckett CL, et al: Analysis of lipocyte viability after liposuction. Plast Reconstr Surg 109: 761-765, 2002
15) Rohrich RJ, Sorokin ES, Brown SA: In search of improved fat transfer viability: a quantitative analysis of the role of centrifugation and harvest site. Plast Reconstr Surg 113: 391-395, 2004
16) Ramon Y, Shoshani O, Peled IJ, et al: Enhancing the take of injected adipose tissue by a simple method for concentrating fat cells. Plast Reconstr Surg 115: 197-201, 2005
17) Rose JG Jr, Lucarelli MJ, Lemke BN, et al: Histologic comparison of autologous fat processing methods. Ophthalmic Plast Reconstr Surg 22: 195-200, 2006
18) Smith P, Adams WP Jr, Lipschitz AH, et al: Autologous human fat grafting: effect of harvesting and preparation techniques on adipocyte graft survival. Plast Reconstr Surg 117: 1836-1844, 2006
19) Condé-Green A, Baptista LS, de Amorin NF, et al: Effects of centrifugation on cell composition and viability of aspirated adipose tissue processed for transplantation. Aesthet Surg J 30: 249-255, 2010
20) Minn KW, Min KH, Chang H, et al: Effects of fat preparation methods on the viabilities of autologous fat grafts. Aesthetic Plast Surg 34: 626-631, 2010
21) Xie Y, Zheng D, Li Q, et al: The effect of centrifugation on viability of fat grafts: an evaluation with the glucose transport test. J Plast Reconstr Aesthet Surg 63: 482-487, 2010
22) Pulsfort AK, Wolter TP, Pallua N: The effect of centrifugal forces on viability of adipocytes in centrifuged lipoaspirates. Ann Plast Surg 66: 292-295, 2011

3 脂肪注入・移植における脂肪精製・処理

4 顔面領域への脂肪注入

■ 金子　剛，彦坂　信　｜　国立成育医療研究センター形成外科

ポイント

- 適応は美容目的に限らない。
- 鼻咽腔閉鎖不全症では機能改善が期待できる。
- 脂肪由来幹細胞の効果は，現時点では十分なエビデンスがない。
- Coleman法が標準的な手技とされている。
- 手技の標準化と，結果の評価法の確立が望まれる。

① 顔面への脂肪移植の歴史的背景

　顔面外傷や腫瘍切除後の陥凹変形や，生まれつきの顔面の左右差などは目立ちやすく，古くから外科的治療の対象とされてきた。

　顔面への自家脂肪移植は，ドイツ人外科医Neuberによる1893年の報告が最初とされている。脂肪注入術としては，ベルリンの外科医Hollaenderによる1910年の報告まで待たなければならない。患者脂肪とヒツジの脂肪の混合物を注入し，良好な結果を得たとしているが，その後あまり追試がされなかったようである。

　その後，フライブルグの外科医であるLexerは，1919年に出版した著書『Die freiren Transplantation（遊離移植）』の中で，患者の大腿部外側から採取した脂肪片をさまざまな部位に用いて詳細な報告を行った。頭頸部だけでも，義眼床形成，顎関節強直症に伴う小顎症，hemifacial micronomiaなどが挙げられている。しかし，こうした一塊としての脂肪片移植は，吸収されやすいこと，また囊腫形成・線維化などを生じやすく結果が不定であることから廃れていくことになる。

　1980年代になり，美容外科で脂肪吸引器による脂肪吸引が行われるようになると，その吸引物を再利用する機運が高まった。当初はオイルシストや粗大石灰化を生じて臨床的な評価は低かったが，1990年代になるとColeman法が提唱されて広く用いられるようになった[1)2)]。

　2012年にローマで開催された第1回国際形成再生外科学会（ISPRES）におけるfacial fat graftingのセッションにおいても，美容的な適応だけでなく，戦争による顔面外傷例や頭蓋顔面外科での応用例が報告されている[3)]。

② 頭頸部領域での適応

　頭頸部への自家脂肪移植術にはさまざまな適応があり，その多くはボリュームを付加す

ることによるコントゥールの改善を目的にしたものである。小児例を例にとると，hemifacial microsomiaにおいては骨変形を外科的に矯正した結果，かえって軟部組織不足が顕在化することをしばしば経験する。また，頭蓋縫合早期癒合症に対する前頭眼窩拡大術の術後長期では，側頭部の陥凹や前額部の不整が目立つことがある。

これに対して鼻咽腔閉鎖不全症に対する適応は，咽頭腔を狭小化させて機能改善を目的とするものである。同じ目的で咽頭後壁増大術が行われることがある。これは自家脂肪片，シリコンブロック，自家肋軟骨ブロックなどを咽頭後壁に移植するものであるが，移植材料の転位（migration）や吸収のため効果が不定であった。自家脂肪注入術では目的とする部位に全周性に注入することができ，少量ずつ量を調節しながら移植できる点で有利であるとされている[4]。

また，適応の中には移植脂肪中に含まれる脂肪由来幹細胞（adipose-derived stem cells：ADSCs）による効果を期待するものもあるが，現時点では十分なエビデンスは得られていない（表1）。

なおこれらの適応は，過去に報告例や今後可能性のあるものを列挙したものであり，必ずしも効果が証明されたものではない。

③ 既存の方法との比較

頭頸部のコントゥールの変形に対しては，現在，真皮脂肪移植術（図），血管柄付き遊

表1 現在までに報告された顔面領域の適応

美容目的	・眼瞼周囲 ・鼻唇溝 ・耳前部 ・頬部 ・下顎下縁 ・シワ取り術との同時施行 ・鼻背部のコントゥール改善
再建外科	・開頭術後の側頭部の陥凹 ・頭頸部癌術後 ・眼窩床形成 ・顔面外傷後の陥凹変形
小児（先天異常）疾患	・hemifacial microsomia ・頭蓋縫合早期癒合症術後（前頭眼窩拡大術後など）の陥凹変形 ・先天性鼻咽腔閉鎖不全症 ・口蓋裂術後の軽度の鼻咽腔閉鎖不全症 ・口唇裂二次修正（赤唇，外鼻形成後のコントゥール改善など） ・鼻形成後の段差の改善 ・無眼球症の義眼床形成，眼窩周囲
変性疾患	・後天性免疫不全症候群（AIDS）患者の薬物治療後の頬部萎縮 ・Romberg病
熱傷治療後	・植皮や瘢痕部位の質感改善
放射線障害に対して	・頭頸部癌術後 ・小児期の悪性腫瘍（肉腫）に対しての放射線治療後 ＊熱傷，放射線障害に対する脂肪注入では，ADSCsによる血管新生効果が期待されている。
その他	・頭皮瘢痕への自毛移植術前の処置（conditioning）など

離皮弁移植術が用いられている。これらは診療報酬上も，複合組織移植術（K109），あるいは遊離皮弁術（顕微鏡下血管柄付きのもの：K020）として請求可能である。それぞれの術式には一長一短があり，個々の患者の状態に応じて選択することが望ましい（表2）。

しかし，自家脂肪注入術は低侵襲であり，日帰りでの手術も可能など利点が多く，保険収載されることにより，既存の手術の多くが自家脂肪注入術に置き換わる可能性がある。

一方で，自家脂肪注入術では脂肪を吸引採取するために，採取部にある程度の脂肪層の

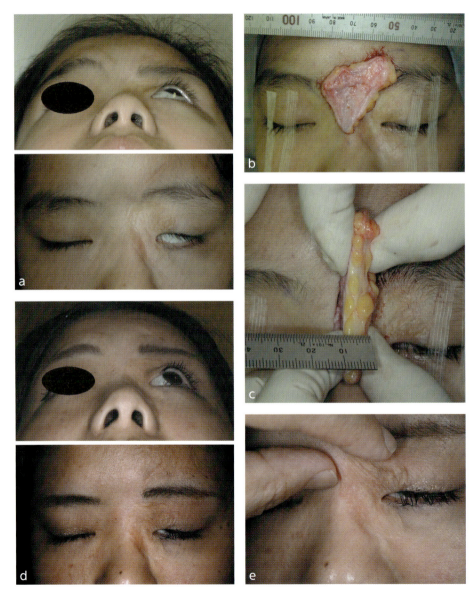

a：術前の状態。眉間と鼻根部の低さ・斜鼻変形が目立つ。内眼角から鼻根部正中までは全層植皮がされている。
b：術中所見。鼠径部より真皮脂肪移植を施行した。移植床の血流を考慮して，移植片の真皮側を皮膚側とした。
c：術中所見。真皮脂肪移植片の厚さは5〜7mm。
d：術後5年6カ月の所見。眉間と鼻根部の陥凹は改善している。
e：術後5年6カ月の所見。植皮はピンチ可能なほど柔軟になっている。

図　顔面腫瘍切除後の陥凹変形に真皮脂肪移植を施行した症例

厚みが必要である。腹部の皮下脂肪が少ない小児では，殿部，特に殿溝近傍が採取部に適しているとされる。

④ 自家脂肪注入の生着率

一般に自家脂肪注入術の脂肪の生着率は，術後1年時に20～80%[5]，40～80%[6]と報告されており，術前に十分予測可能とはいえないことは，本術式の信頼性を損ね，普及の障害になる。生着率が低ければ，一定の結果を得るまでに複数回の施行が必要となり，また，感染，血腫，オイルシスト，石灰化などの合併症の発症も増加する。現状では術者によりさまざまな方法で実施されており，標準化した術式はなく，またその結果を評価する方法にも統一されたものがない。

最近の乳房に限局したシステマティックレビューでは，術後1年時の生着率は52%であったという[7]。頭頸部領域においては，一施設におけるColeman法を用いた自家脂肪注入術の術後1年時の生着率は67.5%であったと報告されている。生着不良因子は，高年齢，ロンベルグ病，頭蓋顎顔面骨への手術の既往，多量の移植脂肪量，前額部への注入であった。一方で頬部への移植は生着良好で

あったという[8]。

⑤ 今後の課題

わが国では，新しい手術手技は保険収載されることで初めて，質の高い標準治療が必要な患者に提供可能になると考えている。頭頸部への自家脂肪注入術は，その適応が再建例や小児例に多いことから早期の保険収載が望まれている。症例に応じて既存の手術と自家脂肪注入術の選択が可能となれば，より患者の状態に適した治療の提供が可能となり，その意義は大きい。

日本形成外科学会としては，厚生労働省への要望を行うにあたって，外保連試案2018に自家脂肪注入術を新術式として登録した。これと並行して，日本形成外科学会と日本乳房オンコプラスティックサージャリー学会の2学会合同で自家脂肪注入ガイドラインを作成し，春秋の学術集会ではガイドラインセミナーを開催して，学会員への啓発・情報共有を図っているところである。保険収載後も常に最新の知見を学会会員で共有し，より優れた術式の標準化と結果の評価方法を確立していくことを目指していかねばならない。

表2 自家脂肪注入術と既存の手術の比較

	自家脂肪注入術	真皮脂肪移植術	血管柄付き（真皮）脂肪移植術
特徴	手技が簡便 日帰り手術も可能	古くから用いられる安定した手技	血行が確実なので大きな組織を1回で移植可能
適応	さまざまな適応がある。1回の注入量は限定される	さまざまであるが，移植片を挿入するために，既存の瘢痕が利用できるとよい	広範囲でかつ厚みも必要となるような場合（顔面の半側など）
生着率	乳房52 %，頭頸部67.5%	移植床の血行に依存する。やや不安定	微小血管吻合が成功すれば良好
備考	皮下脂肪の少ない患者や小児では，十分な脂肪が採取できない可能性がある	採取部は鼠径部あるいは下腹部にほぼ限定される	ボリューム過多のためsagging（下垂）を生じたり，defattingが必要になることがある

1) Coleman SR: Structural fat graft: the ideal filler? Clin Plast Surg 28: 111-119, 2001
2) Coleman SR, Mazzola RF, Pu LLQ, eds: Fat Injection: from Filling to Regeneration (2nd ed). CRC Press, Boca Raton, 2016
3) Coleman SR, Pu LLQ: The Inaugural Congress of the International Society of Plastic Regenerative Surgery. Plast Reconstr Surg 132: 184e-187e, 2013
4) Nigh E, Rubio GA, Hillam J, et al: Autologous fat injection for treatment of velopharyngeal insufficiency. J Cranifac Surg 28: 1248-1254, 2017
5) Gause TM 2nd, Kling RE, Sivak WN, et al: Particle size in fat graft retention: a review on the impact of harvesting technique in lipofilling surgical outcomes. Adipocyte 3: 273-279, 2014
6) Strong AL, Cederna PS, Rubin JP, et al: The current state of fat grafting: a review of harvesting, processing, and injection techniques. Plast Reconstr Surg 136: 897-912, 2015
7) Krastev TK, Alshaikh GAH, Hommes J, et al: Efficacy of autologous fat transfer for the correction of contour deformities in the breast: a systematic review and meta-analysis. J Plast Reconstr Surg 71: 1392-1409, 2018
8) Denadai R, Raposo-Amaral C, Pinho AS, et al: Predictors of autologous free fat graft retention in the management of craniofacial contour deformities. Plast Reconstr Surg 140: 50e-61e, 2017

5 乳房領域への脂肪注入

淺野　裕子　　亀田総合病院乳腺センター乳房再建外科

ポイント

- 移植部位は皮下脂肪層や乳腺下隙および筋肉内で，乳腺内には注入しないようにする。
- 1カ所にまとめて移植するのではなく，ごく少量を線状に置いてくるイメージで分散させて注入する。
- 術後の脂肪壊死に起因するマンモグラフィーや超音波検査所見を把握しておく。
- 乳房再建においては，脂肪注入単独で，またはほかの再建法と組み合わせて個々の症例に合わせた方法を計画する。

1 歴史

　乳房への脂肪注入移植は，脂肪吸引法が普及してきた1980年代以降に報告が増え，Bircollら[1)2)]は吸引した脂肪を利用しての美容目的の豊胸術について発表している。その後，脂肪注入移植後の生着の不確実性，また脂肪壊死による線維化や石灰化などの問題が指摘されるようになり，1987年に米国形成外科学会は，乳房への多量の脂肪注入術については石灰化などの合併症がマンモグラフィーによる乳癌の早期発見に支障を来すという否定的な見解を出した[3)]。しかし，脂肪注入後の長期成績が報告されるようになり[4)]，自家組織であるフィラーとしての有用性から近年再び見直されるようになってきた。

　2007年に米国形成外科学会のタスクフォースは乳房への脂肪注入の安全性と有効性について評価し[5)]，「まだ臨床研究が豊富ではないため確実なことはいえないが」という言葉を添えたうえで，長期的な目で見た安全性と有効性は示唆されるという結論を出した。また乳癌の触診を妨げる可能性についても，画像スクリーニングに与える影響は低いだろうという見解であった。一方で，ヨーロッパからは1つの施設における多数症例の長期成績が発表され，乳房再建への応用も数多くの報告が出されてきた[6)7)]。脂肪注入移植の生着率と安全性が，術者の経験と技術に大きく影響されるということは諸家らの一致した意見であり，術者は脂肪生着の機序を理解したうえで適切な方法で行うことを心がける必要がある。

2 諸外国における乳房再建への脂肪注入

　脂肪注入移植は美容目的の豊胸だけでなく，先天性または後天性の乳房低形成や乳癌

術後の乳房再建などに用いられる。

2013年の米国形成外科学会の会員に対する質問調査において，回答者の62%がすでに乳房への脂肪注入を始めているという結果であった[8]。乳房再建では，他の自家組織皮弁や乳房インプラントと併用して利用する回答が多かった。2000年代の初期のころは，すでに人工物による乳房再建が終わっている症例に対して後から少量の脂肪注入を行って[9,10]，再建乳房の形状を修正するという方法が多かった。その後，エキスパンダーからインプラントへ入れ替える際に同時に脂肪注入を行う方法[11]や，体外式組織拡張器を使用してから脂肪注入だけで乳房マウンドを再建する方法も発表されている[12]。最近では脂肪注入を数回繰り返して自家脂肪だけで行う全乳房再建の報告[13〜15]も発表されているが，採取できる脂肪量の限界が欧米人と日本人とでは異なるため，安易に取り入れることには注意する必要がある。

放射線照射が行われている乳房再建症例において，脂肪注入は積極的に用いられている。二次再建において，エキスパンダー挿入術に先立って胸壁に脂肪注入を行っておく方法[16]や，エキスパンダーを挿入する時とインプラントに入れ替える時の2回の手術で脂肪注入を行う方法[17]などが行われている。拘縮が軽減され整容面も改善されるなど脂肪注入移植の有効性[18]について数多くの報告がある。

乳房再建への応用は今後さらに発展することが期待されるが，現在のところ脂肪注入の利用について標準化された方法はない。皮膚切開線や皮弁の薄さなど乳癌手術の違いに加えて患者の体型や乳房の大きさの違いなども考慮して，個々の症例に合わせた再建方法を計画していくことが重要である。

③ 生着率を高めて安全に行うために

脂肪注入移植そのものの技術は，吸引から注入までの各過程を注意深く行わないと，生着率が低くなるだけでなく脂肪壊死による嚢胞や石灰化などの問題を来たす[19〜21]。特に，注入は1カ所にまとめて移植するのではなく少量を分散させて入れること[4,6,7]，また1回の手術で無理に多くの量を注入するのではなく数回の手術に分けて行うことが推奨されている[7]。注入にはColeman[4]の方法に代表されるように，先端が鈍となったカニューレとシリンジを使用して行う報告が多い。カニューレの太さは，一度に多くの量が出てこないように2mm前後または18G相当の太さを使用する報告が多く，細すぎても移植脂肪が破壊されてしまう。シリンジの容量は1〜50mlと，注入量に合わせてさまざまなものが使用されている。乳房への脂肪注入用に開発されたスクリュータイプのシリンジでは一定量の注入が可能である[22,23]。

先端が鈍となったカニューレを使用する場合は，11番メスや18Gの針先などで乳房皮膚に1〜2mmの小切開を置いてから，カニューレを挿入する。カニューレをさまざまな方向に進めるために乳房の外側と尾側の数カ所からカニューレを挿入し，豊胸の場合は乳腺周囲の脂肪層と筋肉内に注入する。カニューレを引き戻すタイミングで，脂肪を組織内に線状に置いてくるイメージをもって注入する。カニューレの操作を誤ると気胸を起こすこともあるため[6]，注意深くていねいに行うことが重要である。

④ 術後の経過

注入後はプロテーゼによる豊胸術のような圧迫は不要で，乳房皮膚に皮下出血を認めるが2週間程度で消失する。手術後1カ月間は

マッサージや下着による過度な圧迫を避けるように指導する。

脂肪注入移植後の生着率について，乳房体積の評価に使用されているMRIや三次元イメージング装置を使用して評価する報告[24)～26)]が多い。豊胸の場合，手術後数日間は腫れるため乳房体積の増加値は最大となり，術後1～3カ月目にかけて体積は減少し，その後はほぼ一定となる[27)]。生着率について，Spearら[28)]のレビューにもあるように40％前後[26)]から80％近い報告[12)]まで，幅広い。その理由の1つに，さまざまな形状がある乳房体積を正確に測定することの難しさがある。三次元イメージング装置による解析では複数の基準点を決めて体積の測定を計算するため，どの範囲を乳房とみなすかによって乳房体積の値が異なり，特に下垂の強い乳房の測定が難しい。乳房再建後の脂肪生着の経過を見るには，超音波で特定の部位の厚さを計測する方法が簡便である[29)]。

乳房への脂肪注入移植後の画像所見を知っておくことも術者にとって必要である。豊胸を目的に行った症例では，乳癌検診のマンモグラフィーを受ける機会があることを念頭に置いておく。豊胸後のマンモグラフィーの所見として多く見られるのが，「脂肪濃度を含むオイルシスト（radiolucent oil cysts）」と「微小石灰化（microcalcifications）」であり，その多くは日本の検診ガイドライン[30)]のカテゴリー2，またはBreast Imaging Reporting and Date SystemのBI-RADSⅡに含まれ，良性所見と判断される[19)31)]。しかし，なかにはカテゴリー3となり悪性との鑑別のために生検を必要とすることもあるため，豊胸術前に説明をしておくことや乳癌の家族歴も聴取しておくことが必要と思われる。脂肪注入による豊胸後の画像所見と乳癌の画像所見を示す（図1）[32)]。

乳房再建を脂肪注入で行った症例では，乳癌治療の経過中に行う超音波検査やMRIで脂肪壊死による所見が描出される。しかし，局所再発の所見と脂肪壊死による所見とは異なり，その鑑別は可能とされているものの[33)～37)]，やはり乳腺科医や放射線診断医と協力して術後のフォローアップをすることが望ましい。

⑤ 今後の課題と問題点

最近の話題として，脂肪注入と乳癌の再発リスクの関係が注目されている。成熟脂肪細胞もしくは脂肪由来幹細胞（adipose-derived stem cells：以下，ASC）は潜在的に腫瘍形成の促進にかかわっているのではないかと基礎研究で指摘されてきた[38)～41)]。しかし，臨床においては多数の脂肪注入を行っている施設から長期成績とともに症例対照研究の結果が出され，脂肪移植による乳房再建術を受けた患者群で局所再発や転移のリスクが高くなることはないという結果であった[42)～46)]。

このように基礎研究と臨床研究の結果が乖離していることは，いくつかのレビュー論文でも指摘されている[44)45)]。その理由として，臨床で行われている脂肪注入のASC濃度は，基礎研究で用いられているASC濃度に比べてかなり低いこと，また，基礎研究で用いられる癌細胞株と乳癌患者の癌細胞との違いなどが指摘されている。また，臨床研究論文では各施設における脂肪注入のプロトコールに違いがあるため，その施設における症例の安全性だけを議論することも問題とされ，より多くの患者での長期の追跡調査の必要性が求められている。

欧州では，イタリア，フランスなどから同じプロトコールで行った脂肪注入後の多施設共同研究の成績も出されている[46)]。わが国ではまだ，1つの医療機関内での症例数が少なく，乳房への脂肪注入の安全性と腫瘍学的な

長期成績については全国的規模でデータを集めていく必要がある。

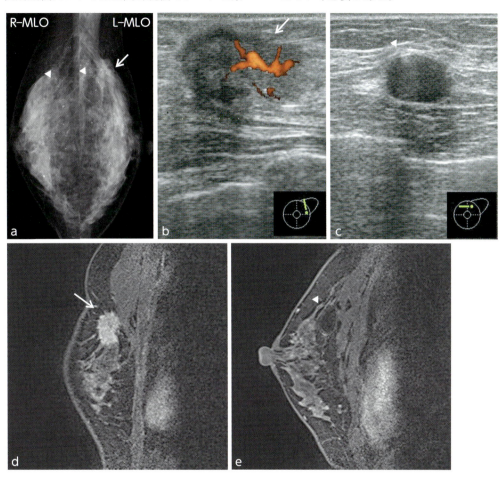

47歳，女性。8年前に他院（美容外科）で脂肪注入による豊胸術を受けている。乳癌検診で異常を指摘されるが放置し，2年後に左乳房のしこりを主訴に乳腺外科を受診した。左乳房上外側に皮膚陥凹（delle）を伴う硬結を認め，画像などから病期T2N1M0 Stage ⅡbのЛ左乳癌と診断され，手術の適応となった。
a：乳癌術前のマンモグラフィーMLO方向撮影像。左右びまん性に小円形石灰化，中心透亮性石灰化（矢頭）は脂肪注入後の良性所見である。左U領域にスピキュラを伴う腫瘤（矢印）を認め，カテゴリー5（悪性）と診断される。
b：超音波所見。左C領域に内部血流シグナルを伴う辺縁不正な低エコー腫瘤（矢印）を認め悪性が疑われた。
c：超音波所見。左AC領域に認める辺縁整の低エコー腫瘤（矢頭）は良性所見と判断される。
d：MRI造影後脂肪抑制T1強調矢状断像。左C領域に造影される不整形腫瘤（矢印）を認め，悪性と診断された。
e：超音波所見（c）で認めた脂肪壊死部のMRI所見（矢頭）

図1　脂肪注入による豊胸後の乳癌症例
（淺野裕子：乳房再建における健側乳房手術；私の考え方・やり方．形成外科 60：1125-1133, 2017より改変転載）

1) Bircoll M: Cosmetic breast augmentation utilizing autolo-gous fat and liposuction techniques. Plast Reconstr Surg 79: 267, 1987
2) Bircoll M, Novack BH: Autologous fat transplantation employing liposuction techniques. Ann Plast Surg 18: 327-329, 1987
3) ASPRS Ad-Hoc Committee on New Procedures, September 30, 1987. Report on autologous fat transplantation. Plast Surg Nurs 7: 140-141, 1987

4) Coleman SR, Saboeio AP: Fat grafting to the breast revisited: safety and efficacy. Plast Reconstr Surg 119: 775-785, 2007
5) Gutowski KA: Current applications and safety of autologous fat grafts: a report of the ASPS fat graft task force. Plast Reconstr Surg 124: 272-280, 2009
6) Delay E, Garson S, Tousson G, et al: Fat injection to the breast: technique, results, and indications based on 880 procedures over 10 years. Aesthet Surg J 29: 376-378, 2009
7) Illouz YG, Sterodimas A: Autologous fat transplantation to the breast: a personal technique with 25 years of experience. Aesthetic Plast Surg 33: 706-715, 2009
8) Kling RE, Mehrara BJ, Pusic AL, et al: Trends in autologous fat grafting to the breast: a national survey of the american society of plastic surgeons. Plast Reconstr Surg 132: 35-46, 2013
9) Spear SL, Wilson HB, Lockwood MD: Fat injection to correct contour deformities in the reconstructed breast. Plast Reconstr Surg 116: 1300-1305, 2005
10) Kanchwala SK, Glatt BS, Conant EF, et al: Autologous fat grafting to the reconstructed breast: the management of acquired contour deformities. Plast Reconstr Surg 124: 409-418, 2009
11) Komorowska-Timek E, Turfe Z, Davis AT: Outcomes of prothetic reconstruction of irradiated and nonirradiated breasts with fat grafting. Plast Reconstr Surg 139: 1-9, 2017
12) Khouri RK, Rigotti G, Khouri RK Jr, et al: Tissue-engineered breast reconstruction with brava-assisted fat grafting: a 7-year, 488-patient, multicenter experience. Plast Reconstr Surg 135: 643-658, 2015
13) Howes B, Fosh B, Watson DI, et al: Autologous fat grafting for whole breast reconstruction. Plast Reconstr Surg Glob Open 2: e124, 2014
14) Longo B, Laporta R, Sorotos M, et al: Total breast reconstruction using autologous fat grafting following nipple-sparing mastectomy in irradiated and non-irradiated patients. Aesthetic Plast Surg 38: 1101-1108, 2014
15) Serra-Renom JM, Munoz-Olmo J, Serra-Mestre JM: Breast reconstruction with fat grafting alone. Ann Plast Surg 66: 598-600, 2011
16) Salgarello M, Visconti G, Farallo E: Autologous fat graft in radiated tissue prior to alloplastic reconstruction of the breast: report on two cases. Aesthetic Plast Surg 34: 5-10, 2010
17) Serra-Renom JM, Munoz-Olmo JL, Serra-Mestre JM: Fat grafting in postmastectomy breast reconstruction with expanders and prothese in patients who have received radiotherapy: formation of new subcutaneous tissue. Plast Reconstr Surg 125: 12-18, 2010
18) Panettiere P, Marchetti L, Accorsi D: The serial free fat transfer in irradiated prosthetic breast reconstructions. Aesthetic Plast Surg 33: 695-700, 2009
19) Carvajal J, Patino JH: Mammographic findings after breast augmentation with autologous fat injection. Aesthetic Surg J 28: 153-162, 2008
20) Mu DL, Luan J, Mu L, et al: Breast augmentation by autologous fat injection grafting: management and clinical analysis of complications. Ann Plast Surg 63: 124-127, 2009
21) Mineda K, Kuno S, Kato H, et al: Chronic inflammation and progressive calcification as a result of fat necrosis: the worst outcome in fat grafting. Plast Reconstr Surg 133: 1064-1072, 2014
22) 吉村浩太郎, 松本大輔, 佐藤克二郎：脂肪幹細胞加脂肪移植術 (Cell-assisted lipotransfer) による豊胸術. 形成外科 50：1425-1437, 2007
23) 淺野裕子, 吉村浩太郎：脂肪幹細胞付加脂肪注入法 (CAL) による豊胸術と乳房再建術.

形成外科 53：1067-1076, 2010

24) Rominger MB, Fournell D, Nadar BT, et al: Accuracy of MRI volume measurements of breast lesions: comparison between automated, semiautomated and manual assessment. Eur Radiol 19: 1097-1107, 2009

25) Kovacs L, Eder M, Hollweck R, et al: Comparison between breast volume measurement using 3D surface imaging and classical techniques. Breast 16: 137-145, 2007

26) Çhoi M, Small K, Levovits C, et al: The volumetric analysis of fat graft survival in breast reconstruction. Plast Reconstr Surg 131: 185-191, 2013

27) 淺野裕子, 吉村浩太郎：脂肪組織由来幹細胞付加脂肪移植による軟部組織増大術. PEPARS 50：58-65, 2011

28) Spear SL, Coles CN, Leung BK, et al: The safety, effectiveness, and efficiency of autologous fat grafting in breast surgery. Plast Reconstr Surg Glob Open 4: e827, 2016

29) Kim HY, Jung BK, Lew DH, et al: Autologous fat graft in the reconstructed breast: fat absorption rate and safety based on sonographic identification. Arch Plast Surg 41: 740-747, 2014

30) 大内憲明編：マンモグラフィによる乳がん検診の手引き；精度管理マニュアル (第6版). 日本医事新報社, 東京, 2018

31) Rubin JP, Coon D, Zuley M, et al: Mammographic change after fat transfer to the breast compared with changes after breast reduction: a blind study. Plast Reconstr Surg 129: 1029-1038, 2012

32) 淺野裕子：乳房再建における健側乳房手術；私の考え方・やり方. 形成外科 60：1125-1133, 2017

33) Parikh RP, Doren EL, Mooney B, et al: Differentiating fat necrosis from recurrent malignancy in fat-grafted breast: an imaging classification system to guide management. Plast Reconstr Surg 130: 761-772, 2012

34) Kaoutzanis C, Xin M, Ballard TN, et al: Autologous fat grafting after breast reconstruction in postmastectomy patients: complications, biopsy rates, and locoregional cancer recurrence rates. Ann Plast Surg 76: 270-275, 2016

35) Noor L, Reeves HR, Kumar D, et al: Imaging changes after breast reconstruction with fat grafting: retrospective study of 90 breast cancer. Pak J Med Sci 32: 8-12, 2016

36) Costantini M, Cipriani A, Belli P, et al: Radiological findings in mammary autologous fat injections: a multi-technique evaluation. Clin Radiol 68: 27-33, 2013

37) Muehlberg FL, Song YH, Krohn A, et al: Tissue-resident stem cells promote breast cancer growth and metastasis. Carcinogenesis 30: 589-597, 2009

38) Zimmerlin L, Donnenberg AD, Rubin JP, et al: Regenerative therapy and cancer: in vitro and in vivo studies of the interaction between adipose-derived stem cells and breast cancer cells from clinical isolates. Tissue Eng Part A 17: 93-106, 2011

39) Kamat P, Schweizer R, Kaenel P, et al: Human adipose-derived mesenchymal stromal cells may promote breast cancer progression and metastatic spread. Plast Reconstr Surg 136: 76-84, 2015

40) Gale KL, Rakha EA, Ball G, et al: A case-controlled study of the oncologic safety of fat grafting. Plast Reconstr Surg 135: 1263-1275, 2015

41) Kronowitz SJ, Mandujano CC, Liu J, et al: Lipofilling of the breast does not increase the risk of recurrence of breast cancer: a matched controlled study. Plast Reconstr Surg 137: 385-393, 2016

42) Myckatyn TM, Wagner IJ, Mehrara BJ, et al: Cancer risk after fat transfer: a multicenter case-cohort study. Plast Reconstr Surg 139: 11-18, 2017
43) Petit JY, Maisonneuve P, Rotmensz N, et al: Fat grafting after invasive breast cancer: a matched case-control study. Plast Reconstr Surg 139: 1292-1296, 2017
44) Bielli A, Scioli MG, Gentile P, et al: Adult adipose-derived stem cells and breast cancer: a controversial relationship. Springerplus 3: 345, 2014
45) Charvet HJ, Orbay H, Wong MS, et al: The oncologic safety of breast fat grafting and contradictions between basic science and clinical studies: a systematic review of the recent literature. Ann Plast Surg 75: 471-479, 2015
46) Petit JY, Lohsiriwat V, Clough KB, et al: The oncologic outcome and immediate surgical complications of lipofilling in breast cancer patients: a multicenter study--Milan-Paris-Lyon experience of 646 lipofilling procedures. Plast Reconstr Surg 128: 341-346, 2011

6 脂肪移植
―今後の可能性と課題

吉村浩太郎，朝日林太郎，森　正徳　自治医科大学形成外科

ポイント

- 脂肪移植は組織の形態だけではなく機能を改善する。
- 脂肪組織には，間葉系幹細胞と血管内皮前駆細胞が豊富に含まれている。
- 脂肪組織は，機械的処理により細片化されるとともに，脂肪細胞が除去される。
- 脂肪組織の細胞外基質や培養上清も治療ツールとしての価値がある。

はじめに

　皮下脂肪組織は，体内最大の内分泌器官であるとともに，若さや女性らしさを表現するのに必須である。老化によってもたらされるのは，皮下脂肪の増大（肥満）ではなく，萎縮である。脂肪に大量に含まれる組織幹細胞と血管内皮細胞は，予備能（治癒能，伸展能など）や血流など組織機能の源である。

　脂肪移植は，組織の体積や形態を改善するための単純なフィラー注入として始まったが，この豊富な機能細胞を移植して組織の機能を改善する治療としても，大きな潜在性をもつ。脂肪移植は正しく（壊死しないように）作業が行われれば，形成外科領域を超えてさまざまな慢性炎症組織，変性疾患，線維性疾患の治療に応用可能であることがわかってきた。さらに，その治療目的に応じて，脂肪組織やその構成細胞にさまざまな処理や加工をして，新しい治療ツールが提案されてきており，今後の研究の進展が大いに期待される分野である。

① 脂肪と幹細胞

　脂肪組織には1gあたり500万〜700万個の細胞が存在し，その体積の90％以上を占める脂肪細胞（約100万個）以外に，同等数の脂肪幹（前駆）細胞（adipose-derived stromal/stem cells：以下，ASC）や血管内皮（前駆）細胞（adipose-derived endothelial progenitor cells：以下，AEPC）に加え，周皮細胞やマクロファージなど多くの種類の細胞が存在する[1]。脂肪細胞の間には毛細血管網が，結合組織の部分には大きな血管が走行している。多くのASCは毛細血管に沿って脂肪細胞と1：1対応のような分布で存在し，また結合組織の血管周囲に多く存在している。組織内で壊死が起こると，ASCが活性化し，脂肪細胞や血管内皮細胞になる。脂肪組織はほかの臓器に比べて阻血に弱く，3時間の阻血で多くの脂肪細胞が壊死する。

脂肪細胞以外の細胞群は，吸引脂肪組織を酵素処理することにより短時間で容易に回収することができ，間質血管細胞群（stromal vascular fraction：以下，SVF）と呼ばれる。SVFから，ASCやAEPCを選択的に分離し，培養して増殖させたり，凍結保存して再利用することが可能である。

② 脂肪移植の効能－形態と機能の改善

■フィラーとしての脂肪注入移植

脂肪移植は，元来自家組織フィラーとして，美容でも再建でも，組織を増大したり形態を改善する目的に利用されてきた。この場合に重要なことは，いかに十分な体積を残すことができるか，である。血流のない組織移植であるため，移植に伴う生着率をいかに確保するかについて，多くの研究や臨床的取り組みが行われ，直近20年で多くの進展が得られた。従来は，大量脂肪注入による脂肪壊死，嚢胞形成，線維化・石灰化が大きな問題となり，乳房への応用は禁忌と考えられてきたが，現在では豊胸，再建を問わず，数多くの脂肪移植が乳房へも応用されている。

移植した脂肪の脂肪細胞は表面の数層を除き，壊死を起こし，その後移植組織内のASCが分化した新しい脂肪細胞でやがて置換される[2]。こうしたリモデリングは3カ月以内に完了するが，組織が置かれた微小環境（血流，圧など）や移植組織の大きさ（直径2mm以内であればよい）も，リモデリング効率に大きな影響を与える。吸引脂肪組織は，正常脂肪組織に比べて，大きな血管・神経や細胞外基質が少なく，単位体積あたりのASCの数が少ないと考えられる。ASCの密度を上げるために，遠心して浮遊下層のhigh density fat[3]や，SVFやASCを付加したcell-assisted lipotransfer（以下，CAL）などの試みも行われている[4]。

■組織の機能を改善する脂肪移植－肥沃化と免疫抑制

主に欧州の形成外科医の経験から，脂肪を移植すると，さらにニードリング（針で皮下の線維性癒着や拘縮を解除する）を併用すると，組織の機能が改善することがわかってきた[5]。例えば，放射線治療後などの難治性潰瘍で良好な肉芽が形成される，血流が良くなる，瘢痕が柔らかくなる，線維化が減る，リンパ液の灌流・排出が良くなる，痛みが改善する，瘢痕拘縮が解除される，表皮色素沈着が改善する，皮膚の色調が良くなる，などである。こうした効果は，ニードリングで皮膚や神経が拘縮から解除されること，脂肪移植により血流や治癒能が改善すること，による。後者は，脂肪がもつ幹細胞の機能に基づいていると考えられている。こうした機能の改善は，正常の組織に脂肪を移植しても得られるものではなく，瘢痕や虚血および幹細胞欠乏などによって機能を著しく損ねている組織において，特に臨床効果が認められている。具体的には，放射線障害，ASOやバージャー病など動脈閉塞性疾患，糖尿病足病変，熱傷瘢痕，肥厚性瘢痕拘縮，瘢痕性疼痛，医原性リンパ浮腫，薄毛，限局性強皮症，深在性エリテマトーデスなどである。

さらに，ASCには炎症を抑える効果があることがわかっている。主に分泌する因子の影響によって，免疫反応を抑制する。治療対象は，自己免疫疾患，慢性炎症疾患（変性疾患），線維性疾患などで，継続する炎症を抑えるとともに，線維化を減じる効果が期待できる。変形性膝関節症などにも広く利用され始めている。

③ 脂肪組織に由来する治療ツールの展開

■SVF（間質血管細胞群）

SVFは，前述のように脂肪組織を酵素処理することで得られる細胞群である．ASCやAEPCだけでなく，リンパ球やマクロファージなどの血球成分も多く含んでいる．60〜100分程度の工程で採取できるため，手術中に回収して，投与することも可能である．CALは，脂肪移植にSVFを付加して利用する方法である．

現在では，抗炎症などを目的として，SVFを単独で投与する治療も数多く行われている．不均一な細胞集団であり，白血球も多く含むため，必ずしも数が多ければいいというわけではないことが示唆されている．

■培養ASCと培養AEPC

ASCは，SVFを培養することにより，容易に純化，増幅が可能である．特殊なソーティングを要するが，AEPCも最近になって純化・培養が可能になった（図1）．それぞれほぼ均一な細胞集団が得られるため，投与

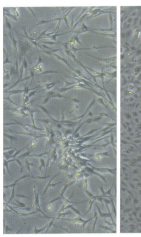
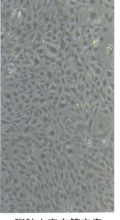

脂肪幹細胞（ASC）　　脂肪由来血管内皮（前駆）細胞（AEPC）

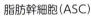

図1　脂肪幹細胞と脂肪由来血管内皮（前駆）細胞

量依存性の効能が期待できる面がある．さらに培養細胞は，増幅だけでなく凍結保存も可能であるため，将来的には最も標準的な治療ツールとなることが想定されている．組織増大の効果は組織の肥沃化，免疫抑制，血管新生などを目的とした治療応用が想定される．

■機械的処理脂肪－微小細片化脂肪組織・結合組織

海外を中心に，脂肪組織を機械的に破砕して得られる微小細片化組織を使った治療が広がっている．体積を変えるためではなく，皮膚や皮下組織の機能を変えるためとして，主に顔面のシワなど加齢症状の美容的改善を目的としているものが多い．破砕にはさまざまなデバイスや手法が使われているが，処理方法の最適化・標準化にはまだ多くの試みと時間を要すると思われる[6)7)]．

この機械的処理のポイントは，細い針で注射できるように効率的に細片化されること，脂肪細胞ができるだけ除去されること，ASCが生存した状態で組織内に残ること，などである．SVFや培養ASCと異なり，ASCが組織内に存在するため，本来の機能を発揮しやすいと考えられる．動物実験では，ASCと同様に，糖尿病や放射線障害の創傷治癒を改善することも示されている．Nano fat, MCAM, Lipogem, SVF gel, tSVFなど，文献上はさまざまなネーミングがされているが，SVFのように細胞が単離されたものではなく，あくまで微小細片化された線維性組織である（図2）．

■無細胞化脂肪組織

皮膚と同じように，脂肪組織も凍結乾燥や化学的処理を施すことで無細胞化して，細胞外マトリックスだけにすることが可能である．細胞は含まないために，他家移植が可能である．米国では，皮膚のAlloderm®と同様

に新鮮死体由来の製品がすでに商品化されている。注射したり，挿入したりして，脂肪の再生を多少誘導することが知られている。

■ 培養上清

幹細胞投与療法において，その効果は幹細胞が分化して機能するだけでなく，むしろその多くの効能は幹細胞から分泌される生理活性物質によるものであることが，数多くの動物実験で示されている。多血小板血漿（platelet rich plasma：以下，PRP）と並び称されることがあるが，その含有成分はまったく異なっている。PRPは凝集時に血小板の α 顆粒から一気に放出され，血小板由来増殖因子（platelet-derived growth factor：PDGF），上皮細胞増殖因子（epidermal growth factor：EGF），腫瘍増殖因子（tumor growth factor：TGF）-β が主体で，外傷直後に短期的に幹細胞を活性化したり，動員（リクルート）するのが目的である。一方，培養上清に含まれている因子は，創傷治癒過程では，受傷後2〜7日あたりに，活性化した幹細胞が数日間にわたり分泌するもので，肝細胞増殖因子（hepatocyte growth factor：HGF），血管内皮増殖因子（vascular endothelial growth factor：VEGF），角化細胞増殖因子（keratinocyte growth factor：KGF）など数多くの組織の修復や血管新生を助ける因子を含んでいる。

ASCの培養上清は，ASCから分泌されたさまざまなサイトカイン，エクソソーム，酵素などを含んでいる。特に低酸素などストレス下でASCを培養した場合には，より多くのサイトカインが分泌されることが知られており，その培養上清は脱毛症などを対象に臨床応用も始まっている。培養上清は細胞成分を含まないため，他家由来でも容易に臨床利用できる利点をもつ。

培養上清は，有効な成分とともに，培養による代謝老廃物を多く含んでいる。こうした老廃物を除去したり，有効成分を濃縮したりすることで，さらに利用価値の高いツールを製造することが可能である。

④ 治療目的に応じた脂肪組織の利用

前述のように，脂肪を材料としてさまざまな治療ツールが提起されており，その有用性が期待されている。組織の形態を変えることが治療目的であれば，体積を得るための脂肪細胞は不可欠である。移植後生着体積を効率的に得るために，さまざまな工夫が行われている。しかし，移植組織が優れていても，移

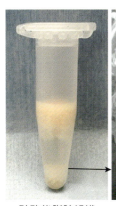 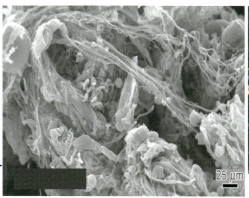 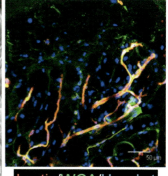

破砕後脂肪組織　　　　　　　MCAM

図2　機械的処理脂肪

植技術が悪ければ，壊死やその後の油液嚢胞を起こすだけである。

一方，組織の機能を治す（肥沃化して組織の治癒能や伸展能を回復させる），免疫を調整する（ステロイドのような免疫抑制），血流を良くする（血管新生），線維化を減じる（線溶効果）など，疾患の治療を目的とする場合はASCやAEPCが重要で，脂肪細胞の役割はない，もしくは大きくはないことが予想される．すなわち，機械的処理脂肪，SVFあるいは培養ASC，AEPCなどでの治療の可能性が示唆される．免疫抑制や血管新生などの目的であれば，培養上清でも十分な効能が期待できる．細胞療法の規制面からは，機械的処理脂肪が実施容易であるが，将来的には，増幅や保存が可能な培養細胞が標準になることが考えられる．幹細胞は元来免疫原性が低いため，自家細胞だけでなく，他家細胞の利用の可能性も検討されている．実際，国内では他家培養ASCを使った肝硬変の治療が企業治験としてすでに行われている．

⑤ 形成外科領域における組織増大以外の用途

■虚血下肢，糖尿病性足病変，難治性潰瘍

本目的には，脂肪移植でもすでに有効性の報告が散見される．機械的処理脂肪，SVFや培養ASCでも一定の効果が期待される．投与方法は，虚血部分の中枢側から局所投与をして正常化していくのが望ましいと思われる．治療により血流が改善し，組織酸素分圧が上がり，組織の治癒能力が改善し，潰瘍では良好な肉芽の形成や創の収縮が期待できるようになる．

■放射線障害，放射線潰瘍

放射線治療による確定的障害は，数年をかけて進行する．放射線の分割照射により，正常組織の幹細胞も一部失われる．具体的な進行性症状は，阻血，線維化，萎縮などである．皮膚の付属器の障害から乾燥，脱毛，血管拡張などが見られることもある．外科手術を行うと，創傷治癒能が健康組織に比べて明らかに劣っていることが認識できる．放射線障害組織や放射線潰瘍の周囲組織に脂肪移植することで改善が見られることが知られている[5]．

脂肪を移植する場合は，引きつれる部分があれば，ニードリング（皮下の線維を鋭針で切る）で蜂巣状に剥離作業を行い，脂肪を注入して埋める（図3）．機械的処理脂肪やSVFおよび培養ASCでも一定の効果が期待される．

■肥厚性瘢痕，熱傷瘢痕

熱傷や外傷後の肥厚性瘢痕は，引きつれがなくても治療が難しい．顔面でも，鼻や瞼などで何度も手術を繰り返して，瘢痕性の組織になり，それ以上の外科的治療が難しい場合がある．このような状況では，脂肪移植を試みるとよい．瘢痕の中に鋭針で線状の穴を多数あけて，そこを脂肪組織で充填し，瘢痕内に細かく満遍なく脂肪が入るように努力する．正しく行われれば，6〜12カ月後には組織の瘢痕が薄くなる，柔らかくなる，治癒能力が改善する，などが期待できる．

変形も改善したいようであれば，皮下のニードリングをしたり，表面からダーマローラー（もしくはフラクショナルレーザー）で無数に穴をあけて，組織全体のリモデリングが起こりやすくすることが助けになる（図3）．

■瘢痕拘縮，神経痛

瘢痕拘縮による運動制限は，皮下の細かいニードリングでも解消できる場合がある．

ニードリングをしただけであれば，また元に戻ってしまうが，脂肪で充塡することで再発を防ぐことができる．

また，神経痛は，神経が瘢痕で包まれ牽引されることで起こる場合がある．このような神経痛は，ニードリングで神経を周囲組織との癒着から解放することで改善する．この場合も，ニードリングで作った穴を脂肪で充塡することで再発を防ぐことができる．

■リンパ浮腫

リンパ節郭清の後に見られる二次性リンパ浮腫では，腋窩や鼠径などの郭清部に脂肪移植によってリンパ浮腫が改善した報告が見られる[8]．移植して生着した脂肪組織がリンパ液を排出する機能をしていることが考えられる．

■脱毛症

男性型脱毛症では，脱毛部の頭皮の皮下脂肪が欠損している．皮下の脂肪組織は，毛包とその毛周期の維持に重要な働きをしていることが明らかにされている．男性型脱毛症には，一般的な外用・内服治療のほかに，増殖因子やPRPなどの注射による治療，およびASC培養上清の注入による治療などが行われている．さらに，皮下への脂肪移植によっても数カ月で有効性が見られた報告もある．

おわりに

脂肪組織・脂肪細胞についての研究は，この十数年の間に飛躍的に進歩した．その理由は，①：脂肪細胞には糖尿病やメタボリックシンドロームに密接に関連する内分泌器官としての機能があり，重要な治療対象器官として認識されるようになったこと，②：脂肪組織には，骨髄の間葉系幹細胞に匹敵する多能性の組織幹細胞が存在することが明らかになり，脂肪は採取しやすいことから将来の細胞治療の有用なツールとして注目を浴びるようになったこと，③：①②に関連して，脂肪移植の治療技術が進み臨床結果が良くなるとともに，組織増大以外に，組織の機能を改善する効能があることがわかってきたこと，である．

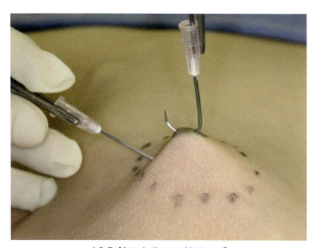

18G針によるニードリング

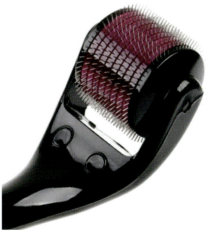

ダーマローラーの例

図3　ニードリングの例

傷つけても治らない病的組織や幹細胞が消費され枯渇した組織を治療するには,また"手術ができない組織"を"手術ができる組織"に変えるためには,理論的にはまずは幹細胞（を含む組織や加工品）を移植してその機能（治癒能,伸展能など）を回復させなければならない。脂肪と幹細胞に関する研究が進んだ今,それが臨床的にも可能となってきた。

　脂肪の採取でも,脂肪由来材料の治療応用でも,形成外科医が再生医療の中心的役割を担うことが予想される。治療の実現にはさらなる技術革新が必要であり,実現に向けて挑戦的に研究を続ける必要がある。

文献

1) Yoshimura K, Shigeura T, Matsumoto D, et al: Characterization of freshly isolated and cultured cells derived from the fatty and fluid portions of liposuction aspirates. J Cell Physiol 208: 64-76, 2006
2) Mashiko T, Yoshimura K: How Fat Survives and Remodels after Grafting? Clin Plast Surg 42: 181-190, 2015
3) Butala P, Hazen A, Szpalski C, et al: Endogenous stem cell therapy enhances fat graft survival. Plast Reconstr Surg 130: 293-306, 2012
4) Yoshimura K, Sato K, Aoi N, et al: Cell-assisted lipotransfer (CAL) for cosmetic breast augmentation: supportive use of adipose-derived stem / stromal cells. Aesthetic Plast Surg 32: 48-55, 2008
5) Rigotti G, Marchi A, Galiè M, et al: Clinical treatment of radiotherapy tissue damage by lipoaspirate transplant: a healing process mediated by adipose-derived adult stem cells. Plast Reconstr Surg 119: 1409-1422, 2007
6) Feng J, Doi K, Kuno S, et al: Micronized cellular adipose matrix (MCAM) as a therapeutic injectable for diabetic ulcer. Regen Med 10: 699-708, 2015
7) Mashiko T, Wu S, Feng J, et al: Mechanical micronization of lipoaspirates: squeeze and emulsification techniques. Plast Reconstr Surg 139: 79-90, 2017
8) Toyserkani NM, Jensen CH, Sheikh SP, et al: Cell-assisted lipotransfer using autologous adipose-derived stromal cells for alleviation of breast cancer-related lymphedema. Stem Cells Transl Med 5: 857-859, 2016

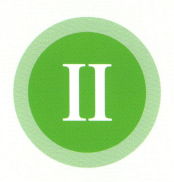

各論 ①
顔面領域への脂肪注入
－私の方法－

1 顔面領域への脂肪注入－私の方法
先天性疾患に対する軟部組織再建

■ 坂本　好昭 ｜ 慶應義塾大学医学部形成外科

ポイント

- bone first症例では，瘢痕が著しい場合には期待した効果が得られないことがある。
- 乳幼児期の脂肪採取は，安全性の面から大腿部・殿部が望ましい。
- 乳幼児期の脂肪性状は，成人とは異なる。過度なオーバーコレクションは行うべきではない。

はじめに

　第1第2鰓弓症候群やTreacher Collins症候群といった骨や軟部組織の発育障害を来たす疾患に対する治療方針は，"first the bone and then the soft tissues"とされている。すなわち，骨延長や再建術により骨格を改善しても軟部組織の欠損に伴う整容面の改善は得られないために，血管茎付き複合組織移植などが行われてきた。しかし侵襲が大きく，採取部の瘢痕などの問題があった。その一方，脂肪注入移植術は採取部の瘢痕がなく，比較的容易に整容面の改善が得られるということで先天性疾患への利用も期待される[1]。

　今回，こうした先天性疾患に対する脂肪注入移植術の実際とその問題点や著者の治療戦略について述べる。

① 適応

・顔面の軟部組織不足を認める症例
・乳幼児の場合，生後6カ月以降
・採取部からの吸引が可能と判断できること

■ 注意

　乳幼児の腹部からの脂肪採取は避ける（吸引が可能であったとしても成人に比して腹壁は脆弱であり，容易に貫通のリスクがあるため）。

② 術前計画

　下顎低形成を認める場合，咬合に異常を来たしているせいか，比較的痩せ型のことが多い。そのため十分な脂肪が採取できるかを検討する必要がある。また，すでに骨格に対する手術や耳介手術を施行している場合には（bone first），軟部組織部分に一致して瘢痕が存在していることが少なくない。そのために通常の脂肪注入移植よりもその吸収量が多くなる可能性があり，複数回の注入を要する可能性についても伝える。

　また前述のごとく，これまでは骨格の改善の後に軟部組織の改善という流れが主であっ

1 先天性疾患に対する軟部組織再建

た．しかし瘢痕部分への移植となるため，脂肪生着率の不安定性が問題であった．さらに，最近ではできるだけ早期に顔貌の改善を希望することが多くなってきたため，骨格改善の前に，整容面の改善を目的とした脂肪注入移植を行うようになった（soft tissue first）．これも脂肪注入移植であれば注入部の瘢痕を最小限に抑えることができるからである．soft tissue firstの場合，最も体脂肪率が増える生後6〜12カ月に行う方針としている．

③ 手術手技

ここからは，すでに骨格修正が行われた成人のbone first症例と，乳幼児期に行うsoft tissue first症例に分けて記載する．

乳房領域への脂肪注入に比して注入量は少ないため，成人例の場合には局所麻酔下でも可能であるが，基本的には全身麻酔下に行う．手術中には左右を比較することができるように全顔を消毒し，露出させることが望ましい．

■脂肪吸引

吸引には，通常の10mlロック付きシリンジを装着して行う脂肪吸引器を採用している

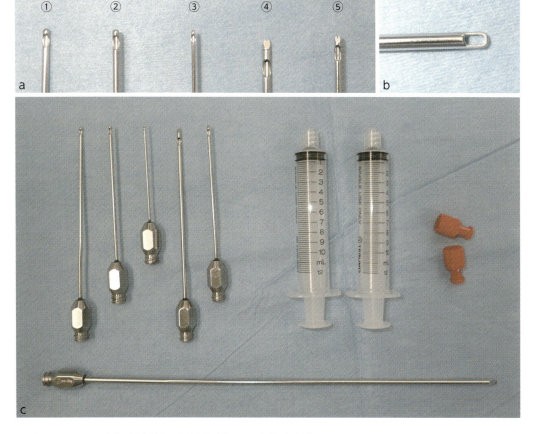

a：注入用カニューレ先端（①②鈍針，③鈍針眼瞼注入用，④⑤V字鋭針）
b：吸引用カニューレ先端
c：脂肪吸引器一式（シリンジは遠心の際にキャップをするためにロック付き10mlシリンジを使用．赤色のキャップはその際に使用する）

図1　著者が採用している脂肪吸引器一式

（図1）。吸引ポンプなど大型の装置や，吸引チューブでの接続も必要としないために取り回しが容易である。脂肪吸引用のカニューレは外径3mmほどのものを使用している。

採取部位としては腹部，大腿部，殿部が候補である。しかし，先天性疾患の場合にはBMIが低く，腹部からだと十分な脂肪が採取できないことが少なくない印象がある。また，同一体位で施行できるよう大腿外側-後面から行うことが多い。

一方，乳幼児例では，腹部からの採取は腹壁貫通による腹腔内臓器損傷のリスクがあるため避けるべきである。乳幼児では比較的体位変換も容易であるため，側臥位にして大腿部後面や殿部からの採取を行う（図2）。

実際の採取方法は，まず，吸引部の止血・局所麻酔目的にリドカイン（1％キシロカイン注射液エピレナミン含有）を生理食塩水にて10〜20倍に希釈したものを，皮下脂肪内に浸潤させてから吸引する。吸引の際には皮膚・皮下脂肪を対側の手でつかみ，その中にカニューレを挿入すると筋組織を挫滅するリスクや皮膚の貫通のリスクは少ない（図3）。吸引後には創部を5-0あるいは6-0ナイロン糸で閉創する。

■ 吸引脂肪の処理

シリンジ内には血液や注射液が含まれている。注入前にそれらを取り除いて移植脂肪の体積をコンパクトにする必要があるために，遠心処理を行う。700〜1,200rpmの遠心力で3分間としている[2]（図4，5）。

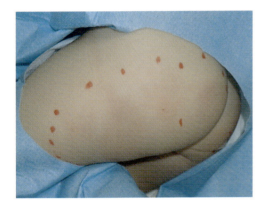

側臥位で大腿部後面や殿部からの採取を行う。

図2 乳幼児からの脂肪採取

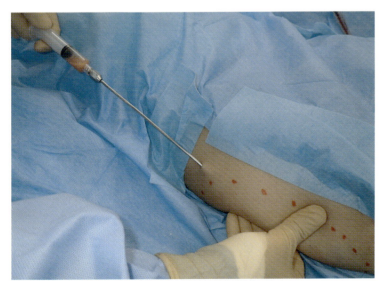

皮膚の貫通や筋組織への穿刺や挫滅を予防するために，皮膚・皮下脂肪をつかんで，その中にカニューレを挿入するようにしている。

図3 成人での大腿部外側からの採取風景

脂肪細胞を細断する目的も兼ねて，三方活栓を用いて1mlシリンジに分注して注入していく。これらの操作に時間がかかると，脂肪細胞は徐々に破壊されていくために[3]，吸引後はなるべく速やかに処理・注入することが望ましい。

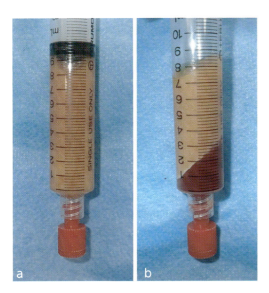

注入した局所麻酔薬，血液成分を分離除去する。
a：脂肪採取直後　b：遠心分離後

図4　成人の採取した脂肪

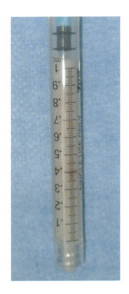

成人の脂肪組織と色が異なる。

図5　乳幼児の採取した脂肪（遠心分離後）

■注入

他部位への脂肪注入と同様に，1カ所にまとめて注入するのではなく，できるだけ少量ずつ分散させて注入することが望ましい。

注入には，顔面神経や血管損傷をできるだけ防ぐ目的から18G針などは使用せずに1mmの鈍針カニューレを用いる。鈍針を使用するために，耳垂基部に2mmほどの切開を行う。この切開から，こめかみから口角までの頬部とほぼ片側すべての領域への注入が可能である（図6）。

bone first症例の場合には，特に瘢痕組織が強く，針が進んでいかないことがある。その場合には，線維組織が離断可能な先端がV字状にカットされたカニューレを使用することもある。注入終了後に，耳垂基部の切開は6-0あるいは7-0ナイロン糸を用いて閉創する。

乳幼児期は皮膚が脆弱のため，鈍針を使用したとしても皮膚貫通に注意が必要である。注入した脂肪は，bone first症例に代表される成人の場合には術後1～3カ月にかけて徐々

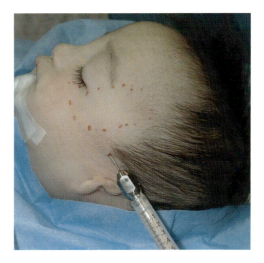

本症例は今後の耳介形成を考慮して，もみあげ部からアプローチした。

図6　乳幼児への脂肪注入

に吸収されていくため，わずかにオーバーコレクションとしている。しかし，乳幼児期ではその吸収がほとんど生じないため，オーバーコレクションは行わないようにしている。

④ 術後管理

問題がなければ，乳幼児症例であっても翌日の退院が可能である。縫合糸の抜糸は術後1週間で行う。吸引する量も多くないため，吸引部への弾性ストッキングの着用や包帯などは特に行わない。

脂肪が定着するまでの1～3カ月間は，注入部位の圧迫は避けることが望ましい。そのため，注入部を下にするような体位での睡眠はできるだけ控えてもらうように説明している。

⑤ フォローアップ

術後3～6カ月程度で脂肪の生着はほぼ一定となるため，タッチアップ手術はそれ以降で検討する。

乳幼児期にsoft tissue firstで行った場合には，将来的に骨格修正の手術が必要になる可能性が少なくないために，手術に支障とならない脂肪注入，また手術による変化を考慮した脂肪注入が望ましい。その点からもオーバーコレクションは行わないこととしている。

bone first症例の場合には，瘢痕が著明な部分は何度注入を行っても，期待した効果が得られないことがある。その場合には血管柄付き脂肪移植など別の術式で対応すべきである。

⑥ 合併症

先天性疾患に対する顔面の脂肪注入で気をつけなければならないのは，通常の解剖と異なっている点である。症例ごとに血管や神経の走行も異なることは予想できるが，術前にそれらを完全に評価することは困難である。重篤な合併症として，顔面神経麻痺，あるいは血管塞栓による皮膚壊死や失明などを経験してはいないが，そのリスクについては術前に十分説明すべきである。

また生着率が予想しにくく，特にbone first症例ではオーバーコレクションしたくなるが，皮下の癒着など移植床の条件が悪い部分での過度な脂肪注入は，石灰化や硬結および皮膚の凹凸を生じやすくする。

⑦ 症例

bone first症例，soft tissue first症例の代表症例を1例ずつ供覧する。

【症例1】18歳女性，左第1第2鰓弓症候群（bone first症例）

　左第1第2鰓弓症候群に対して他院にて上下顎骨切り術を施行された。その後，左顔面の軟部組織量不足が顕著となり，顔面の非対称改善，ならびにおとがい部の改善目的のために当科を受診した。おとがい形成とともに両側大腿部からの左頰部への脂肪注入を施行した。脂肪注入は顔面部の瘢痕を予防する目的で，耳垂基部を3mmほど切開し，同部より注入した。脂肪注入量は計33mlであった。術後1年が経過するが，術前と比して左右非対称の改善を得ている（図7）。

【症例2】6カ月女児，Treacher Collins症候群（soft tissue first症例）

　Treacher Collins症候群のため，頰部から眼窩外側部にかけて本疾患に特徴的な陥凹変形と，外眼角部の下垂を認めた。同部に，両側大腿から脂肪を採取し，左右それぞれ7ml注入した。術後6カ月が経過するが，まだ外眼角部の下垂は残存するものの，頰部の陥凹変形の改善を認め，本疾患に特徴的な顔面変形の緩和を得られている（図8）。

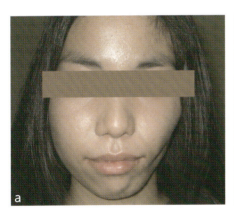
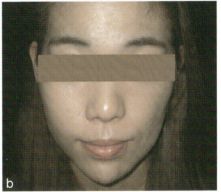

18歳女性，左第1第2鰓弓症候群に対しての上下顎骨切り術後。左頰部への脂肪注入（1回）ならびにおとがい形成を施行した。
　a：術前　b：術後1年

図7 【症例1】bone first症例

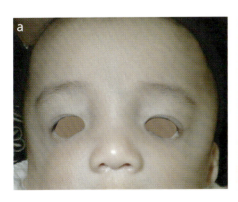
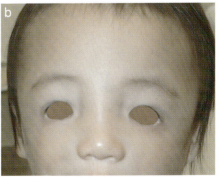

6カ月女児，Treacher Collins症候群に対して脂肪注入（1回）を施行した。
　a：術前　b：術後6カ月

図8 【症例2】soft tissue first症例

1) Konofaos P, Arnaud E: Early fat grafting for augmentation of orbitozygomatic region in Treacher Collins Syndrome. J Craniofac Surg 26: 1258-1260, 2015
2) Kurita M, Matsumoto D, Shigeura T, et al: Influences of centrifugation on cells and tissues in liposuction aspirates: optimized centrifugation for lipotransfer and cell isolation. Plast Reconstr Surg 121: 1033-1041, 2008
3) Matsumoto D, Shigeura T, Sato K, et al: Influences of preservation at various temperatures on liposuction aspirates. Plast Reconstr Surg 120: 1510-1517, 2007

先天性疾患に対する軟部組織再建

2 顔面領域への脂肪注入－私の方法
注入法の詳細と症例

■ 市田　正成　｜いちだクリニック

> **ポイント**
> - 脂肪注入術を安易に考えないこと。予想と実際の差が大きく異なる手術の典型であり，つまり実際は好結果を得るのが非常に難しい手術である。
> - 注入法に習熟することが最も重要なポイントである。目盛を見ずに手指の感覚で針を後退させながら，極少量の注入ができる感覚を身に付ける。
> - 脂肪嚢腫を作らない。
> - 術後の局所の安静冷却は非常に大切なポイントであるが，安静が保ちにくいことが最大のネックである。このことを患者にはよく説明しておく。

はじめに

　顔面への脂肪注入術は，メスを使わないでできる顔面の若返り手術であり，外科的手術とフィラー注射の中間的な位置を占める。日本で脂肪注入術が始まった1988年ころには，脂肪細胞は成人では数が一定していて，増殖をしないということが定説となっており，しかも脂肪幹細胞の概念がない時代であった。

　そのような時代から著者は脂肪注入術を手がけ，顔面ならびに胸部の脂肪注入術について工夫や改良を重ねてきた[1)~3)]。本稿では顔面への脂肪注入について，現在行っている方法を中心に，以前の方法との比較も加えつつ解説する。

① 適応と禁忌

■適応

・基本的にはほとんどの部位に脂肪注入は可能である。
・便宜上，著者は領域区分を行っている（図1）。前額部，上眼瞼部，下眼瞼下部，頬部，こめかみ部，鼻根部，法令線，マリオネットライン，おとがい部といった部位である。

■禁忌

・尋常性痤瘡など皮膚に化膿性炎症が存在する部位には脂肪注入はできない。
・上眼瞼部の睫毛に近い瞼板部位に脂肪注入すると皮膚の隆起が目立つため，行わない。

② 術前計画

■問診

まずは患者がどの部位の改善を望んでいるかを聞き出す。

■治療方法の選択

脂肪注入を行うか，ヒアルロン酸など他の注入法にするかを選択し，脂肪注入が最適と思われる場合は積極的に勧める。

■脂肪注入の部位と効果の予測

注入部位を区分けして，患者に効果の程度を示す（図1）。

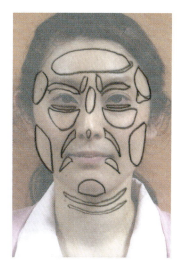

便宜上，注入部位を区分けする。

図1 脂肪注入の区分

③ 手術手技

■脂肪の採取

●採取部の選択

線維質が多い皮下脂肪の固い部位の方が脂肪注入には適している。腹部正中部位の皮下脂肪は柔らかすぎて，上眼瞼部以外の脂肪注入には適していない。現在，①大腿部，②側腹部，③上殿部，④上腕外側部の順に採取部として選択している。ただし，上眼瞼には上腕内側の柔らかい皮下脂肪が適している。

●局所麻酔

広い範囲に麻酔とトゥメセントを目的として，リドカイン・アドレナリン（0.5％キシロカイン®エピレナミン含有）を50～60ml使用する。

●脂肪採取のデバイス

顔面の脂肪注入のための吸引カニューレは直径が2mm程度の細いものを，20mlのディスポーザブルシリンジに接続して吸引する。著者は通常2mm径のチューリップ社製のカニューレを用いている（図2）。

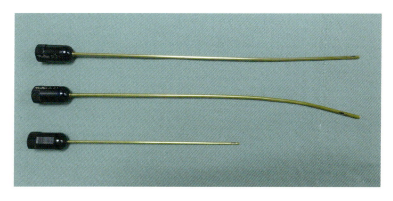

上の2本は直径2.1mm，下は直径1.6mm。

図2 チューリップ社製のカニューレ

■ 採取脂肪の処理

● 従来の洗浄による処理法

著者は脂肪注入術を始めて10年くらいは，吸引採取した脂肪を茶こし器に入れて，生理食塩水で3，4回洗浄していた．近年の研究により脂肪幹細胞の存在が明らかになり，また，成長因子が血小板に含まれることが判明して，採取脂肪を洗浄することは大半の脂肪幹細胞や血小板をも洗い流すことになることがわかった．

● 従来の処理法を修正した方法

大切な脂肪幹細胞や血小板を残すため，採取脂肪を同量程度より少ない生理食塩水で茶こし器にて1回だけ洗浄する方法に切り替えた．

● 遠心分離器による分離

現在ではウェイトフィルター（Medikan社）付きのシリンジに入れて，遠心分離器（3,660回転，5分）にて破損した脂肪細胞のオイル，脂肪細粒，水分（麻酔液，血漿成分など）の3層に分離させてから，中央の脂肪細粒のみを注入に用いるようになった（図3）．これによって，従来の水洗方法では洗い流されていた脂肪幹細胞や血小板を多く含んだ脂肪を注入できるようになった．

■ 脂肪の注入

● 脂肪注入のためのデバイス

1mlのディスポーザブルシリンジと18Gの注射針（少し鈍的なLB針）を準備する（図4）．

● 3種類の注入方法

脂肪注入は習熟が必要な手技である．一見簡単なように思えても，実際には難しい．加齢によって平坦化したり，陥凹化した部位に目的どおりの隆起を作ることが容易ではないからである．

脂肪注入には，鋭針を用いる注入法と鈍針を用いる注入法の2種類があるが，著者は顔面の脂肪注入には鋭針を用いる方法がよいと考えている．なぜなら，限局的な部位に注入するのに鋭針の方が適しているからである．

実際には，18G針をゆっくりと前進させてトンネルを作り，針を後退させる時に脂肪を

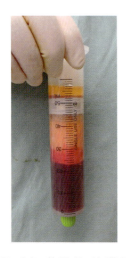

ウェイトフィルター付きシリンジで遠心分離して，3層に分離した状態．上から，破壊された脂肪細胞のオイル，ウェイトフィルター，脂肪細粒，そして血液成分と局所麻酔液．

図3 遠心分離器にかけたウェイトフィルター付きシリンジ

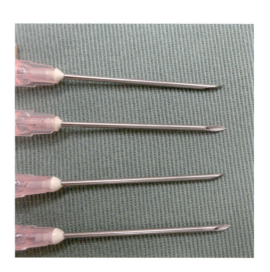

上の2本がLB針で，脂肪注入用に用いる．
下の2本はRB針で，普通の輸血用注射針．

図4 注入用18G針

そのトンネル内に置いてくるように注入する。そのトンネル内に脂肪を均等に置く手技には習熟を要する。つまり，針の後退とともに0.1mlを3分割で注入する手技を，ほとんど目盛を見ずにでできるまで手に覚えさせることが重要である。さらには5分割またはそれ以上に分割するコツを覚える。そして，その次の上級の段階は，針を後退させながらヌードル状に注入することができるようにトレーニングする（図5，6）。

さらに，注入のトンネルを作る際に，以下の3種の方法を意識的に使い分けることで，注入の成果が大きく変わる。

・水平重積注入法：単純に水平方向の注入を積み重ねるようにする方法で，この注入法が一般的である（図7）。
・垂直上方注入法：先に深部に刺入した針を皮膚に向かって上方に進ませ，さらに浅い

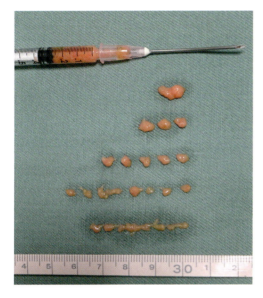

5列ともすべて0.1mlである。

図5　脂肪の分割注入のトレーニング

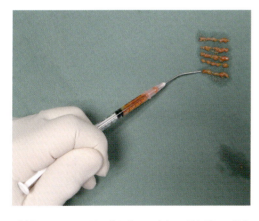

1列が0.1mlのヌードル状になっており，長さが2cm前後である。つまり，注入針を2cm後退させる時に，目盛を見なくても1mlの脂肪を注入できるように，手の感覚を身に付けるトレーニングが必要である。

図6　脂肪注入のトレーニング

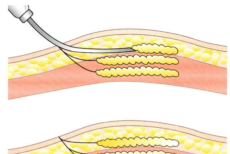

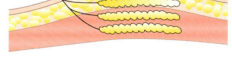

深層から浅層へと注入をくり返すのがコツである。

図7　水平重積注入法

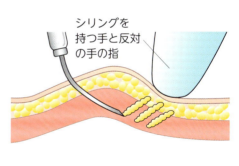

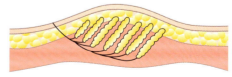

弯曲させた針先を深部から皮膚ギリギリまで到達させる時に，対側の指を皮膚に沿えて，針先ができるだけ垂直になるようにすると，注入脂肪は皮膚面に対して垂直方向に近い状態で注入されることになり，陥凹部を隆起させることができる。

図8　垂直上方注入法

皮下脂肪層では，シリンジを持つ手と反対の手の指を使って針が皮膚に垂直に近くなるように進めてから，後退する時に脂肪を柱状に置いてくる注入法である．脂肪を複数回垂直方向に注入することで，その部位をドーム状に隆起させられることがわかり，脂肪注入法は格段に向上した．著者はこの注入法を特に下眼瞼下部，頬部，上眼瞼，こめかみ部，そしておとがい部に用いている．この注入法の方がドーム状に隆起させるという目的にかなうからである（図8，9）．

- 垂直下方注入法：垂直上方注入法とは逆に，深部で垂直に下方に向かって針を進め，骨膜に達した時点で針を後退させながら脂肪を注入する方法である．こめかみなど骨がある陥凹部の修正の場合に有効である（図10）．

④ 術後管理

■ 局所の安静

脂肪注入術後は，理想的には皮膚移植術の術後に準ずる安静が必要である．とはいえ顔は，食事や会話などによってどうしても安静が保てない部位もあるため，実際には守られていないことが多い．しかも，そのことが結果に大きく影響していると推察できる．

■ メイクの禁止

術後の状態を気にして触ったり，圧迫したりすることもよくない．術後のメイクも2週間は禁止する．

■ クーリング

脂肪注入部位のクーリングも重要である．周囲からの毛細血管の吻合が完了するまでは，注入脂肪の細粒は，低温状態の方が長時間生存可能である．したがって，気温が高い季節よりも冬場の方が脂肪はより多く生着する傾向がある．夏場はエアコンの効いた室内で，熱さまし用のシートなどを断続的に（接触皮膚炎を予防するため）直接貼り付けて，2カ月間は低温状態を保つことが望ましい．注入脂肪は2カ月経過するとあまり容量が減少しないことが経験上わかっている．

⑤ フォローアップと再注入

- 注入部位によって，生着率にはかなりの差がある．部位別に見た生着率の違いを示す（表）．
- 術後2カ月経過すると，それ以上注入脂肪

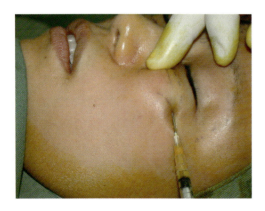

針先が深部から皮膚に近い状態から，針を後退させながら脂肪を注入する．

図9　垂直上方注入法にて注入中の実際

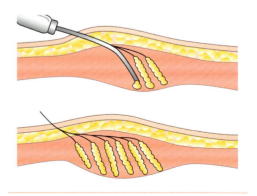

図10　垂直下方注入法

の容量はあまり減少しない。
・術後3～6カ月の時点で患者の希望により再注入を行うこともある。

⑥ 冷凍保存脂肪による再注入について

再注入を行う際，新しく脂肪を採取することもあるが，冷凍保存脂肪を使用することが多い。これは再注入の際に脂肪を採取することが患者のストレスとなるため，冷凍保存脂肪の存在は患者にとってもありがたいことである。また－80℃の試薬保存用冷凍庫（マイバイオ，日本フリーザー社製）での冷凍保存が，2度目以降の脂肪注入を行いやすくしている。

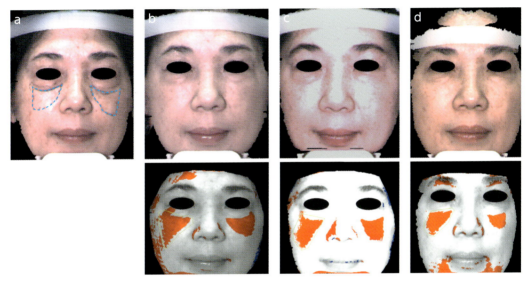

a：術前の状態。右：新鮮脂肪3.4ml，左：3カ月冷凍保存脂肪3.4ml注入（破線内に注入）。
b：術後1カ月目。容量変化は右：85.8％，左：66.4％。下段はTRiDYデータ。
c：術後3カ月目。容量変化は右：58.2％，左：50.4％。下段はTRiDYデータ。
d：術後1年目。容量変化は右：55.6％，左：41.9％。下段はTRiDYデータ。
右には新鮮脂肪，左には3カ月間，－80℃の試薬保存用の冷凍庫にて冷凍保存した脂肪を注入して，三次元曲面形状計測装置TRiDY（JFEテクノリサーチ社製）にて容量の変化を見た。ボリュームが増加している部位は赤く表示されている。新鮮脂肪と冷凍保存脂肪では脂肪の生着率に差はあるが，冷凍保存脂肪でも生着する可能性があるというデータである。

図11 下眼瞼下部に冷凍保存脂肪注入を行った症例

表　部位別に見た脂肪の生着率

部位	効果	部位	効果
頬部	◎～○	こめかみ部	△～×
法令線	△～×	前額部	○～△
下眼瞼下部	◎～○	眉間部	○
上眼瞼	○	鼻根部	×
口唇部	△～×	鼻尖部	○
口角部	○	頸部のシワ	○～△
おとがい部	○		

◎：著効，○：有効，△：やや有効，×：あまり効果なし

脂肪のバイアビリティー（viability）にはまだ解明できていないところがあり，より優れた保存の方法が確立することが望まれる。冷凍保存脂肪による脂肪注入の症例を示す（図11）。

⑦ 術後合併症[4)5)]

■ 腫脹

程度の差はあるが必ず起こる。1週間以内に不自然な腫脹はほとんど消失する。しかし，この脂肪注入そのものが，局所を膨隆させることが目的であるため，もし局所の炎症が起きた場合には見逃されることが多い。ただし，炎症が生じた場合は，発赤・熱感を伴うため見分けがつく。

■ 硬結

脂肪注入部位は1～2カ月は必ず硬結として触れる。しかし，3カ月を過ぎると，皮下脂肪層に注入した生着脂肪は硬結としてはあまり触知できなくなる。ただし，眼輪筋部のように柔らかい筋層部位は，時間が経っても生着脂肪が硬結として触れることが多い。これは注入脂肪が筋層内で生着した状態であり，外観上目立つ膨らみがない限り，やむを得ないことを前もって患者に説明しておくことも必要である。

■ 皮下出血斑

皮下に出血が多い場合には起こり得る。また，脂肪注入の際，皮下を剝離した場合には皮下出血斑が生じるのはやむを得ない。

鼻唇溝に脂肪注入する場合のみ，鼻翼基部付近を18G針にて剝離した後に脂肪注入を行うことが多いが，その場合はほとんど全例に皮下出血斑を生じるのはやむを得ない。

■ 血腫

皮下の太い血管を針が傷つけた場合，止血するまでしっかりと圧迫しないと血腫を形成する。注入針を進めるのが速すぎると太い血管を傷つける可能性が高くなるため，針をゆっくりと進めることが重要である。

■ 凹凸不整の外観

脂肪注入の層が浅すぎた場合や，1カ所に多くの脂肪が入りすぎた場合に起こり得る。水平重積注入法で生じた場合は，術後1カ月経過しても変化がなく目立つ部位は，その部位を吸引して取り除かないと修正できない。垂直上方注入法で浅く入りすぎて隆起が目立つ場合には，施術中すぐに圧迫すると注入脂肪が深層に移動するため，隆起は目立たなくなる。

■ 囊腫形成

1カ所に多くの脂肪（0.2ml以上）が注入されすぎると外側の脂肪は生き残り，約1カ月もすると内側は融解してオイル状となり，いわゆる囊腫形成の可能性がある。これは，摘出や穿刺吸引など何らかの処置をしない限り，硬結した腫瘤として半永久的に残る（図12）。

■ 違和感

顔面への脂肪注入をした後は，2カ月程度は違和感があるのはやむを得ない。針が知覚神経を傷つけた場合，数カ月はピリピリとした痛みを訴えるが，ほとんどの場合にいずれ消失するので経過観察する。

■ 脂肪の不生着

「注入脂肪がすべてなくなってしまった」と訴える症例は，感覚的にそう思えるだけで，実際には少量ながらも生着している。脂

肪が全部なくなったと訴える症例は，術後のケア（安静と冷却）に問題があることが多い．

■脂肪の過生着

原因は2つ考えられる．1つは脂肪の量を多く注入しすぎ，しかも生着率が高かった場合であるが，非常にまれである．もう1つは術後体重が予想以上に増加した場合である．つまり，注入脂肪は体重の増減に関連して，採取部と同じように容積が増加するため，注入部位が過生着したように見える．

術後6カ月以上経って，注入部位が腫れてきたといって来院することがまれにあるが，そういう場合は本人の体重も確実に増加している．こういうケースでは患者も術者もお互いに落胆せざるを得ないので，このことも術前に伝えておくべきである．

■感染

手術中の清潔操作に問題があると，感染を生じることがある．炎症が軽症の間に，消炎鎮痛薬や抗菌薬をしっかり投与することによって，感染の程度を最小限に留めることができる．とにかく早期に炎症を抑えることが必要である．

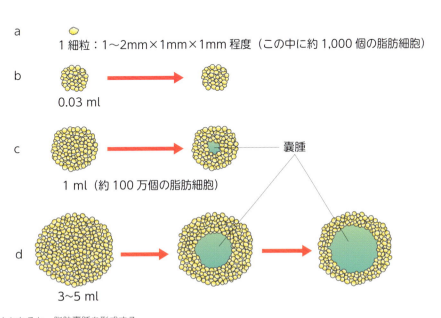

0.1ml以上となると，脂肪嚢腫を形成する．

図12 脂肪注入の1カ所の容量と嚢腫の可能性

⑧ 症例

【症例1】34歳女性，こめかみ部・下眼瞼下部・上口唇部に脂肪注入

もっと若く見えるようになりたいという希望で来院した（図13a）。こめかみ部，下眼瞼下部，上口唇部に脂肪注入を行うことにした。大腿前面から内側部にかけての部位から皮下脂肪を吸引採取して洗浄した後，1mlのディスポーサブルシリンジに弯曲させた18G針を接続して注入した（こめかみ部3.0ml，下眼瞼下部2.6ml，上口唇部1.0ml）。こめかみ部・下眼瞼下部には垂直上方注入法（図8，9）が有効である。

脂肪注入直後は過剰注入に見える（図13b）が，減少を見越して少しオーバーに注入している。注入後2週間で不自然な腫れはなくなった。術後3週間目にはちょうどよい状況（図13c）で，これ以上減ってほしくないと患者が言うくらい生着状況が良好であった。術後1年目も下眼瞼下部は良好な膨らみを呈している（図13d）。上口唇部はよく動く部位であるため，生着率は低いことがわかる。

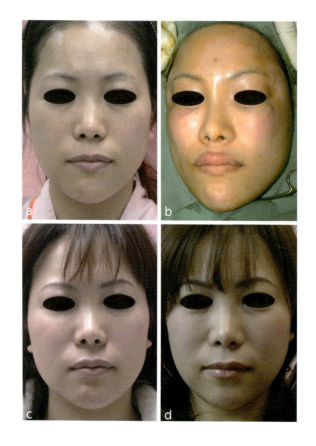

a：術前の状態
b：脂肪注入終了時。こめかみ部・下眼瞼下部・上口唇部に注入した。
c：術後3週間目の状態。これ以上脂肪が減ってほしくないと患者が言うくらい良好な状態。
d：術後1年目の状態。こめかみ部・上口唇部にはあまり効果が見られないが，下眼瞼下部は脂肪がよく生着している。

図13【症例1】34歳女性，こめかみ部・下眼瞼下部・上口唇部に脂肪注入

【症例2】45歳女性，下眼瞼下部に脂肪注入

下眼瞼下部の眼瞼頬溝の平坦化と，斜め下方に伸びる溝状の陥凹を気にして来院した。脂肪注入にて改善を図ることにした。術前に注入予定部位をマーキングしておく（図14a）。垂直上方注入法を中心に左右各3.2ml脂肪を注入した（図14b）。

術後2週間目くらいがちょうど不自然さがなくなった状態であった（図14c）。術後2カ月目はまったく良好な状態である（図14d）。術後4カ月目は少し溝が出てきたように見えるが，全体的には経過良好である（図14e）。

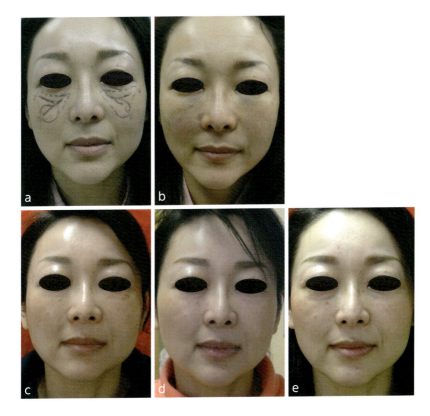

a：術前のマーキング
b：脂肪注入終了時。余分に膨隆状態に見える。
c：術後2週間目の状態。かなり腫れが引いている。
d：術後2カ月目の状態。最も良い状態に見える。
e：術後4カ月目の状態。少し溝が見えるが，良好な状態に保たれている。

図14【症例2】45歳女性，下眼瞼下部に脂肪注入

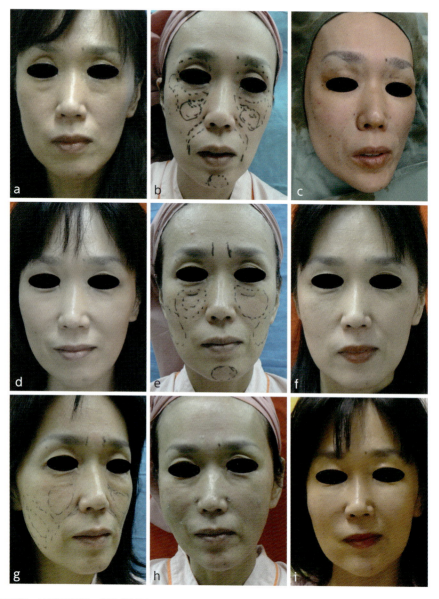

a：術前の状態．上下眼瞼周辺の陥凹が進行している．
b：術前のマーキング
c：脂肪注入直後の状態（下眼瞼下部左右3.5ml，上眼瞼部各0.5ml，法令線部1.0ml，おとがい部1.0ml）．
d：術後2週間目の状態．不自然な腫れが治まり，非常に良好な状態である．
e：できるだけ最高の状態を保ちたいという希望で，冷凍保存脂肪を用いて術後4カ月目に再注入を施行した（下眼瞼下部各2.2ml，こめかみ部位各2.2ml，上眼瞼部各0.5ml，頬部各2.0ml，おとがい部2.0ml）．
f：再注入後1年目に3回目の注入を行う（下眼瞼下部各1.0ml，頬部右3.0ml，左5.0ml，法令線部位各1.0ml，おとがい部1.0ml）．
g：3回目脂肪注入術後2年目で4回目術前のマーキング
h：4回目脂肪注入（下眼瞼下部各3.0ml，頬部各2.0ml，法令線部各1.0ml，おとがい部1.3ml，こめかみ部各1.3ml）．一度脂肪注入術の簡便さを知ってしまうと，少し注入部位が平坦化すると，脂肪注入法を選択することに抵抗がなくなり，脂肪注入を繰り返すことができた．
i：4回目脂肪注入術後1年目の状態．3〜4回の脂肪注入をすると，4〜5年は気にならなくなる．

図15【症例3】47歳女性，下眼瞼下部・上口唇部・鼻唇溝部・おとがい部に脂肪注入

【症例3】47歳女性，下眼瞼下部・上口唇部・鼻唇溝部・おとがい部に脂肪注入

1年ぶりに帰省した大学生の息子に，「お母さん老けたねえ」と言われた。美容院やエステサロンでは「若い」と言われて満足していたのに大ショックを受け，若がえりを希望して来院した。ダウンタイムを短くするために，フェイスリフト手術ではなく脂肪注入で改善することになった。

大腿部から脂肪を採取し，ウェイトフィルター付きシリンジにて遠心分離の後，脂肪を注入した。注入して残った脂肪は冷凍保存し，以後4回にわたり，解凍した脂肪を用い同様の操作を繰り返して脂肪注入を行った。生着のしやすさには個人差があるが，術後の安静・冷却をよくできるか否かによっても生着率は影響される（図15）。

文献

1) 市田正成：われわれの行っている脂肪注入法；第1報. 日美外報 18：150-158, 1996
2) 南條昭雄, 市田正成：われわれの行っている脂肪注入法；第3報. 下眼瞼下部〜頬上部に対する脂肪注入術による若返り効果について. 日美外報 23：9-19, 2001
3) 市田正成：スキル美容外科手術アトラスII；脂肪吸引・注入術. 文光堂, 東京, 2005
4) 尾郷賢：脂肪吸引・注入術の合併症；文献的考察. 日美外報 19：94-98, 1997
5) 吉村浩太郎：フィラーとしての脂肪移植と合併症. PEPARS 81：22-26, 2013

3 顔面領域への脂肪注入－私の方法
再建症例から美容症例まで

■ 青井　則之　宮益坂クリニック

ポイント

- 脂肪注入術は注入時に少量ずつ，位置や層を変えて愛護的に行うことが必要である。
- それに加えて，注入前の移植脂肪や移植床の前処置をしっかりと行うこと，採取した脂肪を手際よく移植し，生体内に速やかに戻すことなど一連のステップが組み合わさり良好な結果が得られる。

はじめに

　顔面軟部組織のボリューム回復には真皮脂肪移植術や血管付き脂肪弁移植術などが主に用いられてきたが，それらと比べて脂肪注入移植術は採取部と移植床双方に手術瘢痕をほとんど残さないという大きな利点があり，近年世界中で急速に広まっている術式である。

　本稿では，顔面領域への脂肪注入術について再建と美容の観点から述べる。

① 適応と禁忌

■ 適応

●再建症例

- 後天性顔面軟部組織変性疾患（深在性エリテマトーデス，限局性強皮症，ロンバーグ病，HIV関連顔面萎縮症など）
- 先天性顔面変形疾患（第1第2鰓弓症候群など）
- 外傷や手術（開頭手術，骨延長手術，腫瘍切除後など）により生じた頭蓋顔面軟部組織の陥凹変形症例
- 感染により生じた顔面軟部組織の陥凹変形症例

●美容症例

- 加齢により顔面にシワや窪みのある症例
- 顔面の輪郭形成，頬部，前額や眉間の組織増大を希望する症例

■ 禁忌

- 重度の糖尿病，糖尿病のコントロール不良例，免疫不全のある症例
- 原疾患が進行中の症例
- 感染のある，または疑われる症例

② 術前計画

■ 注入部位の決定

●再建

　再建の場合は片側性の陥凹変形であることが多く，健側を参考にして注入部位を決定す

る。両側性の場合には顔面内の健常な部位を参考に全体のバランスを見ながら決定する。また，陥凹が重度で皮膚が骨に張り付いているような場合は，周囲から脂肪弁を移動して注入できるキャンバスを作成してから脂肪注入術を行うこともある。

● 美容

まず，患者の来院動機を把握することが大切である。どの部位のどのような状態を気にしているのか，若返りなのか形態改善なのかを問診し，複数あるようであれば，気になっている事柄に順番を付けておく。

一番の主訴に配慮して治療計画を立てると，治療後の患者の満足度は高い。また，患者によっては希望が曖昧で，「どの部位を治療したらよいのかわからないけれど若返りたい」と希望することもある。その場合は，こちらから適切な注入部位をアドバイスする。その際に参考となる主な注入部位を示す(図1)。

■ 注入量の見積り

● 再建

再建の場合には1〜2mlといった少量の注入から100mlを超える量の脂肪注入までさまざまである。慣れるまでは見積りよりも少し多く脂肪を用意しておき，顔面形態のバランスを見ながら注入していく。

皮膚に緊張のない場合は10〜20％のオーバーコレクションを行っているが，皮膚表面の毛穴が開いてきて皮膚の色が少し赤紫色になってきたら，内部の圧力が高まり皮膚に緊張がかかりすぎているサインであるため，必要なボリュームに達しなくてもそこで中止している。

● 美容

実際に必要な注入量はおのおのの症例によって違うため一概にはいえないが，著者が目安にしている各部位への注入量を示す(表)。

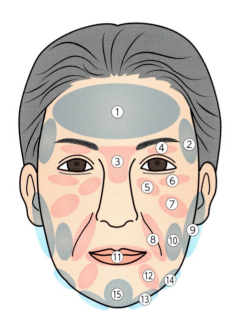

顔面の内側への注入はアンチエイジング効果の高い場所である。具体的な部位としては赤のサークルで示しているが，glabella, upper lid, tear trough, nasolabial fold, マリオネットラインなどである。また，顔面の外側は輪郭にかかわり，女性であれば輪郭を卵円形にもっていくことで若々しく美しい顔面を作ることができる。具体的な部位としては青のサークルで示しているが，temple, submalar, buccal, lateral mandible, pre jowl sulcus, chinの領域などである。
①forehead, ②temple, ③glabella, ④upper lid, ⑤tear trough, ⑥palpebro-malar groove, ⑦mid-cheek groove, ⑧nasolabial fold, ⑨submalar, ⑩buccal, ⑪lip, ⑫マリオネットライン, ⑬pre jowl sulcus, ⑭lateral mandible, ⑮chin

図1 顔面の主な脂肪注入部位

表 各注入部位における注入量の目安

注入部位	注入の目安（ml）
前額部	15〜20
側頭部	4〜6
下眼瞼領域	2〜4
法令線	2〜4
mid-cheek groove	3〜6
submalar〜buccal	5〜8
上唇	0.5〜2
マリオネットライン	1〜4

頬部は最も生着率が高く，前額部や側頭部など皮下組織の薄い部分は生着率が低い[1]。また，実際の生着率は著者の印象では40～80％程度の幅があり，術者の予測が難しい場合もある。そこで，最終的には注入しながらボリューム感を観察し，再建と同様に必要なボリュームより10～20％のオーバーコレクションを行っている。

③ 手術手技

麻酔は，脂肪注入量が20ml以下の注入であれば局所麻酔か静脈麻酔，20～50mlであれば静脈麻酔か全身麻酔，50ml以上では全身麻酔を選択している。体位は基本的に仰臥位で行うが，上眼瞼への脂肪注入の場合，坐位での開瞼・閉瞼時の状態を見ながら行うようにしている。

■ 脂肪吸引

顔面への脂肪注入術では注入量は乳房に比べて少量なため，吸引部位は下腹部や片側の大腿内側を選択することが多い。吸引はKlein[2]が報告したwet methodに準じて，トゥメセント液を採取部に注入することで脂肪を柔らかくし，血管を収縮させ，吸引時の神経や血管に対するダメージを最小限にして行っている。

採取部の状態にもよるが，通常は吸引脂肪量の3～10倍程度のトゥメセント液を皮下脂肪層に注射している。トゥメセント液は1％アドレナリン添加リドカイン（キシロカイン®）を生理食塩水で1～5倍希釈して使用している。また，1％アドレナリン添加リドカインはpH4.2であるため[3]，注入時に疼痛を誘発する。そこで，局所麻酔だけや静脈麻酔と併用で手術を行う時には注入時の痛み緩和のため，炭酸水素ナトリウム（メイロン®）静注7％を1％リドカインの量に対して1/10程度添加している。ただし海外の報告では，7％ではなく8.4％の炭酸水素ナトリウムが1/10程度使用されている[4]。全身麻酔下での手術の場合は，100万倍アドレナリン（ボスミン®）添加生理食塩水をトゥメセント液として使用し，吸引後採取部に0.5％キシロカイン®を50～60ml注入し，術直後の疼痛の緩和を図っている。

脂肪吸引のデバイスは，陰圧を手動でかけることのできる径3mmのカニューレを使用している。Tulip cell friendly™ liposuction

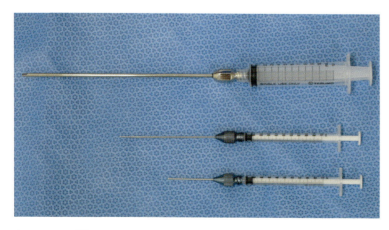

上：コールマン™ アスピレーション カニューレ
中・下：径1.2mmの側面1穴のチタンジョイントカニューレ®

図2 脂肪吸引・注入に用いるデバイス

cannula（Tulip Medical Products社製）や Coleman™ aspiration cannula（Mentor社製）とディスポーザブルシリンジの組み合わせなどが使いやすい（図2）。

■ 吸引脂肪の処理

吸引脂肪の中には，前述したトゥメセント液や血液，および壊れた脂肪細胞から排出されたオイルなどが混ざっており，この中からできるだけ不要なものを取り除き，脂肪組織の純度を高めて注入することが生着率の向上につながる。50ml以内の処理であれば茶こしを，50mlを超えるようであれば遠心分離器を使用している。遠心分離器を使用する場合は，700～800gで3～5分かけると3層に分離され，最下層が水分（トゥメセント液や血液），中間層が脂肪，上層がオイルに分離し，中間層だけ取り出すと純度の高い脂肪が得られる。

乳房などへの大量の脂肪注入術では遠心分離器を用いることが必須となるが，顔面への脂肪注入では茶こしを用いるのが簡便であり，頻用している。

● 茶こしで行う方法

吸引した脂肪は，まず大まかに茶こしで水分を除去（図3a）した後に，茶こしをガーゼの上に置き，脂肪をゆっくりかき混ぜると少しずつ脂肪内に含まれる水分やオイルがガーゼに吸い取られ，ほどよい弾力をもった脂肪が得られる（図3b）。脂肪の洗浄はして

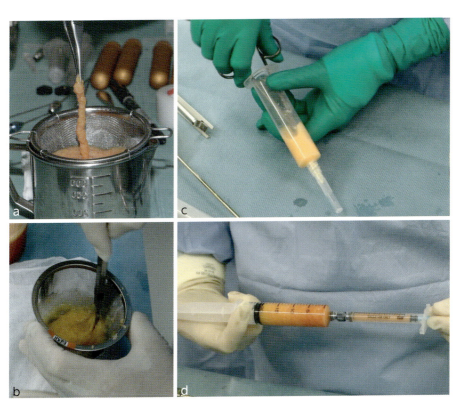

a：吸引直後の脂肪は茶こしで大まかに水分を除去する。脂肪は塊で吸引されているものもあるため，大きいものは細断しておく。
b：茶こしをガーゼの上にのせ，脂肪をかき混ぜながら，さらに水分をオイルをガーゼに吸わせて除去する。
c：20～50mlのディスポーザブルシリンジに脂肪を移して，さらに脂肪を細断する。
d：連結管を用いて脂肪を1mlのディスポーザブルシリンジに分注する。

図3 脂肪吸引後の脂肪処理

いない。採取した脂肪は一部塊になっているため（図3a），注入前に念入りにクーパーで細断している（図3c）[5]。その理由としては，①細断された脂肪はカニューレをスムーズに通過するため，一定の圧力をプランジャーにかけた時に一定の脂肪が注入され，量のコントロールがしやすいこと，②注入脂肪が皮膚の薄い部分に塊の状態で注入されると，しこりや凹凸が生じてしまう可能性があること，③塊があると注入カニューレに詰まってしまい手術がスムーズに進まないことなどが挙げられる。

また，脂肪が生体内に注入された初期の状態は，植皮に例えると血清浸漬期に相当し，血清から酸素や栄養を受ける。その際，脂肪表層からの距離で酸素や栄養の濃度勾配が生じるため，生着領域，再生領域（脂肪細胞は壊死するが，脂肪由来幹細胞は生存し，再び脂肪成熟細胞が構築される領域），壊死領域に分かれる[6]。そのため，細断された方が，移植された脂肪片の総表面積が大きくなるとともに表面から深部までの距離が短くなるため，生着に有利に働く可能性があると考えている。

一方で，脂肪の細断により脂肪組織が破壊されてしまう懸念があるが，吸引したままの脂肪と，その脂肪をさらに三方活栓で連結した2つのシリンジに入れて30往復させてメカニカルに破砕した場合，破砕された脂肪は吸引直後の脂肪組織に比べて，肉眼的には油分の増えた脂肪組織に見えるが，顕微鏡で観察すると脂肪組織の構造に違いがなく，脂肪細胞および間質血管群（SVF）の数やバイアビリティも変わらないことが報告されている[7]。そのため，メカニカルに破砕された脂肪組織であっても，ある程度の範囲内の細断は，生着には不利にならないと推察される。

採取した脂肪はこれらの工程を経てできるだけ速やかに移植することが望ましい。連結管を使って，1mlのディスポーザブルシリンジに移し替えて注入するとスムーズに手術を行うことができる（図3d）。

■ 移植床側の準備

注入部位に皮下出血が生じると注入脂肪に血液が混ざり生着率が低下するため，なるべく出血を起こさずに注入することも大切である。そのため，注入部位にあらかじめ極少量のキシロカイン®注射液1%エピレナミン含有を真皮下血管網に注射している。局所麻酔を使用するとその分注入脂肪の純度は落ちるかもしれないが，局所麻酔を極少量（下眼瞼領域で0.2〜0.3mlくらい）使用することで皮下出血による悪影響を最小限に抑えることができる。また，術後の疼痛が緩和され，疼痛による血圧の上昇で出血が誘発されることも回避できる。

■ 注入

内出血や脂肪塞栓を防ぐために鈍針で，径1.2mm，側面1穴のチタンジョイントカニューレ®（エムエーコーポレーション社製）と1mlディスポーザブルのルアーロック式シリンジを組み合わせて使用している（図2）。注入する部位に対してそこから少し離れた場所で，カニューレを注入部位内で直交して進めることのできる2カ所に18G針でstab incisionを行い，鈍針カニューレを皮下に進めて注入する。ただし，注入する範囲が広い場合にはその周囲数カ所に刺入点を置いている。注入は，それぞれの刺入点から扇状に少しずつずらしながら血管を損傷しないように愛護的に少量ずつ行う。

さらに皮下深層（deep plane）と皮下浅層（superficial plane）に分けて注入を行っている。皮下深層は骨膜上からやや上の層に注入し，皮下浅層は真皮直下から皮下中間層までの層に注入する。最初に深層に注入し，次に

浅層の注入に移る。浅層に注入した方が輪郭が出せるため，後半の浅層の注入で微妙なボリュームを調節して仕上げていく。おのおのの層への量の配分は症例により異なるが，半々くらいを目安にしている。

④ 術後管理

注入部位を術直後20～30分程度クーリングし，術後の出血を抑えるようにしている。また，手術終了時に注入部位にマイクロポア™スキントーンサージカルテープ（3M社製）を貼付しているが，このテープを患者に術後最低24時間，できれば2～3日間継続して貼付してもらっている。術後の腫れのピークは多くの場合翌日であるが，ピーク時にテープが貼付されていることで，皮膚の腫脹が抑えられ，注入部位の安静が保たれる。

さらに3カ月程度は顔面を強くマッサージすることを禁止している。また，刺入創は7-0黒ナイロン糸で縫合もしくはサージカルテープを3～4日貼付し，感染予防のため抗菌薬は1週間程度投与している。

⑤ フォローアップ

術後1，3，6，12カ月の受診とし，経過を観察している。通常，ボリュームは最初の1カ月が最も減少し，その後は緩やかな減少に留まり，3カ月以降は安定する。術後6～12カ月でCTを撮影し，オイルシストの有無や脂肪層の厚みを評価している。

顔面治療の場合，患者によっては腫れている時期に非常に神経質になることもあり，その場合，1カ月以内であってもこまめにフォローアップする必要がある。

⑥ 合併症

顔面への脂肪注入は一般的には感染，脂肪壊死によるオイルシスト，硬結（瘢痕化），石灰化，皮膚の凹凸など，重篤なものとしては血管塞栓による皮膚壊死や失明[8]などが挙げられる。また，生着率が予想しにくいため，低矯正・過矯正のリスクもある。美容の症例では注入量が比較的少ないためか大きなトラブルは生じにくいが，再建症例の場合は大量の脂肪注入が行われること，移植床の条件が悪いこと，皮下の癒着を解除するために線維化した皮下組織を切離する（rigottomy）[9]ことなどがあり，合併症は生じやすい。

これまで1カ月程度の開口障害，1～3カ月程度の注入部位の一時的な知覚低下，肉芽腫，微細な石灰化，側頭部に注入した場合の3～6カ月程度の顔面神経側頭枝不全麻痺などを経験している。

⑦ 症例提示

【症例1】40歳代男性，Letterer-Siwe病（ランゲルハンス細胞組織球症）

11歳時に顔面の腫瘍を切除した際に左眼瞼周囲〜側頭部にかけて陥凹が生じた。22歳時に左側頭部に骨セメント補填による治療を受けている（図4a〜c）。左前額部〜側頭部にかけて12ml，上眼瞼に2.3ml，下眼瞼に5ml，左眼瞼外側に11ml，左頬部に7ml注入した後，左前額〜側頭部にかけて全体的に5ml注入し，1回の手術で合計42.3ml注入した。

術後2年の状態を示す（図4d, e）。術後は左顔面神経側頭枝の不全麻痺を合併したが，3カ月で回復した。骨セメントなどの異物があっても被膜の上であれば脂肪注入は可能である。

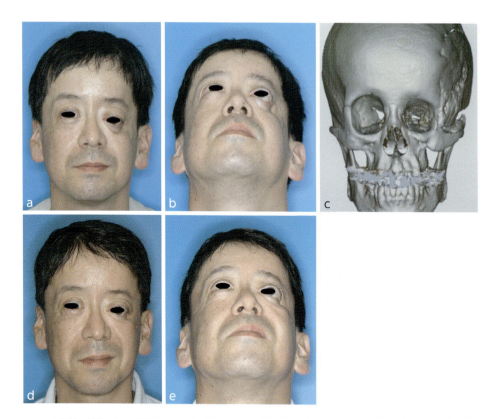

a・b：術前の状態。左前額部から側頭部，左上下眼瞼，左眼外側，左頬部に陥凹変形やボリュームの減少を認める。これらの部位に合計42.3mlの脂肪注入を行った。
c　　：術前のCT所見。左眼窩は右より小さくなっており，側頭骨，頬骨，上顎骨前壁などの変形を認め，骨セメントが側頭部に補填されている。
d・e：術後2年の状態

図4 【症例1】40歳代男性，Letterer-Siwe病（ランゲルハンス細胞組織球症）

3 再建症例から美容症例まで

【症例2】60歳代男性，顔面陥凹変形

自動車での交通事故で顔面多発骨折を受傷し，左頬部を中心に陥凹変形と皮膚が骨に張り付いた状態になっており，疼痛があることが主訴であった．術前の状態と，術前のCT画像を示す（図5a～c）．脂肪注入術を左上下眼瞼，左頬部，左上口唇，左側頭部に6カ月以上あけて4回（15ml, 10.5ml, 17ml, 13mlの合計55.5ml）行った．

術後3年8カ月の状態とCT画像を示す（図5d～f）．左顔面変形が改善したのみならず，皮膚が柔らかくなり，皮膚が骨に張り付いたような違和感や痛みがかなり改善した．また，術前後のCTを比較すると，骨から皮膚に続く瘢痕組織が減少し，皮膚と骨の間に脂肪組織の層が回復していることがわかる．

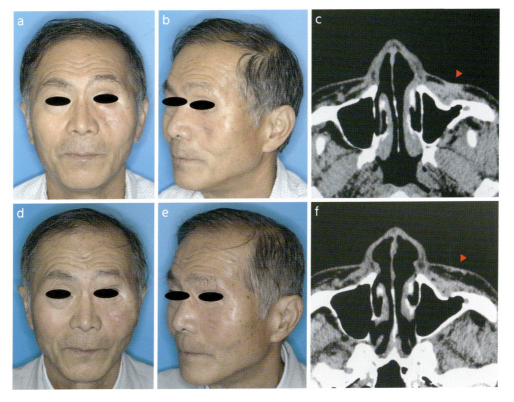

a・b：術前の状態．左上下眼瞼，左側頭部，左頬部の陥凹変形および左上口唇から左頬部のつっぱり感と疼痛が主訴であった．
c　　：術前のCT axial 断面像．左頬部には皮下に瘢痕組織が広く存在している．
d・e：術後3年8カ月の状態．術前の陥凹変形は改善している．
f　　：術後3年8カ月のCT axial断面像．左頬部の瘢痕組織は減少し，皮下には新たな脂肪層が出現している．

図5 【症例2】60歳代男性，顔面多発骨折後の左顔面変形

【症例3】40歳代女性，右下顎部腫瘍切除後，右頬部陥凹変形

右下顎部にエナメル上皮腫が出現し，右下顎骨を含めて切除後，チタンプレート，肋骨，皮弁による再建を受けたが，感染や皮弁の壊死により複数回の手術が行われた。最終的にプレートや肋骨が抜去され，腹直筋皮弁と植皮で再建された（図6a，d）。その後，右頬部の陥凹と皮弁が大きいことが気になり，相談を受けた。右頬部の最も陥凹している部分は皮膚が下顎関節窩に張り付いていたため，まず皮弁の脂肪を翻転して陥凹部に移動させ，注入できるキャンパスを作成した（図6b，e）。その後，脂肪注入術を右頬部に4回（20ml，17ml，22ml，11.5mlの合計70.5ml），左下顎部に1回（4ml）行うとともに，皮弁のdefattingも少しずつ行った。

術後3年3カ月の状態を示す（図6c，f）。

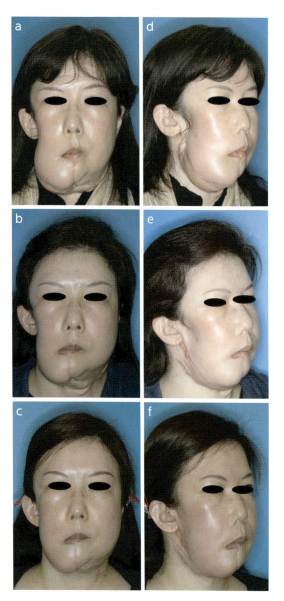

a・d：術前の状態。右下顎部の皮弁はボリュームが大きく，逆に右耳前部は陥凹しており，皮膚が顎関節窩に張り付いている。最初に皮弁部の脂肪から有茎の脂肪弁を挙上して上方にターンし，右耳前部の陥凹部を埋めた。また，植皮部の切除も一部行った。
b・e：術後1年2カ月の状態。移植床ができたところで，6カ月以上間隔をあけながら，4回で合計70.5ml（右頬部）および4ml（左下顎）の脂肪を移植した。また，適時皮弁のdefattingも追加した。
c・f：術後3年3カ月の状態。右耳前部の陥凹および皮弁のボリュームはより自然な状態に改善している。

図6 【症例3】40歳代女性，右下顎悪性腫瘍（エナメル上皮腫）切除＋再建後

【症例4】 30歳代女性，若返り希望

下眼瞼領域の窪みと法令線を気にして来院した。術前の状態を示す（図7a，b）。カウンセリングの結果，輪郭も少し整えることになった。templeは右3.5ml・左3.7ml，下眼瞼領域（tear trough ～palpebro-malar groove ～mid cheek groove）は左右4mlずつ，sub-malar ～buccalは右5ml・左6.5ml，nasolabial foldは右1ml・左1.5ml，合計29.2ml注入した。

術後2年の状態を示す（図7c，d）。若返り効果に加えて，輪郭が整い，優しい印象になっている。

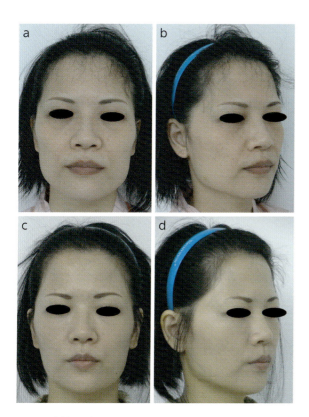

a・b：術前の状態。temple, tear trough, palpebro-malar groove, mid-cheek groove, submalar, buccal, nasolabial fold に合計29.2mlを注入した。
c・d：術後2年の状態。若返りと輪郭の改善が見られる。

図7 【症例4】30歳代女性，眼の下のくま，法令線が気になる

1) Denadai R, Raposo-Amaral CA, Pinho AS, et al: Predictors of autologous free fat graft retention in the management of craniofacial contour deformities. Plast Reconstr Surg 140: 50e-61e, 2017
2) Klein JA: Tumescent technique for regional anesthesia permits lidocaine doses of 35mg/kg for liposuction. J dermatol Surg Oncol 16: 248-263, 1990
3) Strazar AR, Leynes PG, Lalonde DH: Minimizing the pain of local anesthesia injection. Plast Reconstr Surg 132: 675-684, 2013
4) Burns CA, Ferris G, Feng C, et al: Decreasing the pain of local anesthesia: a prospective, double-blind comparison of buffered, premixed 1% lidocaine with epinephrine versus 1% lidocaine freshly mixed with epinephrine. J Am Acad Dermatol 54: 128-131, 2006
5) 青井則之, 吉村浩太郎, 辻直子：脂肪幹細胞付加自家脂肪注入による顔面の若返り治療. 形成外科 56：S155-S160, 2013
6) Eto H, Kato H, Suga H, et al: The fate of adipocytes after nonvascularized fat grafting: evidence of early death and replacement of adipocytes. Plast Reconstr Surg 129: 1081-1092, 2012
7) Osinga R, Menzi NR, Tchang LA, et al: Effects of intersyringe processing on adipose tissue and its cellular components: implications in autologous fat grafting. Plast Reconstr Surg 135: 1618-1628, 2015
8) Kim SK, Hwang KJ: A surgeon's legal liability of compensation for blindness after periorbital fat grafts. Craniofac Surg 24: 970-971, 2013
9) Khouri RK, Rigotti G, Cardoso E, et al: Megavolume autologous fat transfer: part II. practice and technique. Plast Reconstr Surg 133: 1369-1377, 2014

3 再建症例から美容症例まで

4 顔面領域の脂肪注入-私の方法
マイクロファットグラフトとナノファットグラフトによる治療

■ 渡辺　頼勝　東京警察病院形成外科・美容外科

ポイント

- 適切な脂肪採取と脂肪注入技術で行われた脂肪注入術は，顔面領域においては比較的低侵襲で施行可能な大変有効な治療法であり，形成外科医にとって植皮術に並び必須の基本手技である。
- 脂肪注入術は，複数回を要する可能性があるものの，皮下組織増量効果による陥凹変形の改善のみならず，注入部位の皮膚の色調および質感の改善などの効果が期待できる。
- 口唇口蓋裂や第1第2鰓弓症候群などの先天性疾患に対する脂肪注入術は，成長過程においては変形の緩和，成長終了後では変形の改善に有効である。
- 顔面外傷・顔面再建術後の瘢痕・拘縮に対する脂肪注入術は，皮下組織の厚みと皮膚の質感を改善する効果がある。皮膚の瘢痕拘縮の強い部位に顔面骨切りや骨移植などの手術が必要な場合には，まず脂肪注入術を行い皮膚の状態の改善を図った後，二期的に手術を行うことも考慮する。

はじめに

　Colemanの「structural fat grafting」の報告以来，脂肪採取・処理・注入技術に関連する基礎・臨床研究により，最近の美容外科領域では，脂肪組織は「理想的なフィラー」として認識され使用される頻度が増している[1)2)]。また，脂肪組織に含まれる脂肪幹細胞には，脂肪注入による組織増量効果以外にも注入部位の血流改善に代表される皮膚の色調および質感の改善などの効果が指摘されている[3)4)]。

　特に顔面領域においては，脂肪注入術の臨床効果はほかの部位に比べて認識されやすいと考えている。今回，頭蓋顎顔面外科領域における口唇口蓋裂術後に伴う変治唇裂，第1第2鰓弓症候群などの先天異常疾患，ロンバーグ病に代表される半側顔面萎縮症，外傷，腫瘍切除後に伴う皮膚軟部組織の組織量不足，皮膚・皮下組織の萎縮や拘縮に対して著者の行っているマイクロファットグラフトとナノファットグラフトを併用した脂肪注入術について解説する。

　マイクロファットグラフトは，直径1〜2mm前後のカニューレを用いて注入されるもので，これは通常行われる脂肪注入術で使用されているものであり，その目的は皮下軟部組織量による皮膚陥凹の改善である。一

方，ナノファットグラフトはTonnardら[5]により報告された方法であり，吸引脂肪を懸濁したものを濾して脂肪細胞を排除して得られた抽出液には脂肪幹細胞が豊富に含まれているとされる。ナノファットグラフトの目的は，この抽出液を27G針で真皮内または皮膚浅層に注入することで，皮膚の色調改善や質感の改善であるとされている。

① 適応と禁忌

■ 適応

● 先天性疾患

口唇口蓋裂や第1第2鰓弓症候群に代表される先天性疾患では，骨性変形に対する顎矯正外科治療は顔面骨成長終了後の16歳以降に行われる。顔面領域への脂肪の生着率は乳房など他部位に比べ比較的良好である。当科では，16歳以前の顔面骨成長過程における，非対称などの変形を一時的に改善するために，低侵襲で比較的良好な結果の得られる脂肪注入術を適用する傾向が最近多くなってきている。

- 口唇口蓋裂術後の変治唇裂：上口唇・鼻周囲の軟部組織不足，瘢痕拘縮
- 第1第2鰓弓症候群：顎外科矯正手術適応前の成長過程における顔面非対称，成人の軽度の顔面非対称，顎外科矯正手術後の残存した顔面非対称
- 頭蓋縫合早期癒合症などの頭蓋骨顎顔面骨切り術後に伴う陥凹変形
- Treacher Collins，Pierre Robin症候群：頬部・下顎周囲の軟部組織不足

● 後天性疾患

- 顔面外傷後に伴う陥凹変形，瘢痕拘縮，皮膚萎縮性変化
- 顔面腫瘍切除後・再建後に残存する陥凹変形，瘢痕拘縮
- Romberg病などの顔面半側萎縮症，剣状強皮症に伴う陥凹変形，皮膚萎縮性変化，色素沈着
- 顔面神経麻痺による表情筋萎縮に伴う陥凹変形
- 加齢に伴う脂肪萎縮，陥凹変形，皮膚萎縮性変化

■ 禁忌

感染部位や感染リスクのある領域

② 術前計画

顔面領域の脂肪注入術は，以前の手術または外傷から最低3カ月以上経過した時期に手術を予定する。

脂肪注入術の注入効果は顔面の場合は部位にもよるが，おおよそ50％程度と考えているため，治療部位の陥凹変形と瘢痕拘縮の程度を考え，通常は2，3回程度の治療が必要であることが多く，患者にはあらかじめその旨を説明しておくことが重要である。同部位への脂肪注入術は，最低6カ月以上間隔をあけることを原則としている[1)2)6)]。

脂肪注入予定領域とおおよその注入量の決定，さらには脂肪吸引採取部位を決定する。顔面領域の脂肪注入術は，1回の治療で多くても100mlを超えることはないため，脂肪吸引採取部位は，採取の容易な部位として，下腹部または左右の大腿内側部が選択されることが多い。

複数回の脂肪注入術が可能となるように，腹部や大腿内側部の脂肪吸引採取部位と採取領域を決定する。著者は，一度採取した部位からの脂肪吸引採取は，瘢痕組織が脂肪組織に与える影響を考慮して，なるべく行わないように計画を立てているが，複数回の脂肪注入術が必要な場合で同部位からの脂肪採取は，1年以上あけて行っている。

③ 手術手技

顔面領域の脂肪注入術は，乳房領域への脂肪注入術と比較し，より繊細な手術手技を要する[6)7)]。

■麻酔方法

顔面領域の脂肪注入術は，原則的に全身麻酔下で仰臥位にて行う。

脂肪注入領域が小範囲であれば，局所麻酔薬の注入に伴い必要な脂肪注入量がわかりにくくなる欠点はあるものの，局所麻酔下で手術も可能である。

■脂肪吸引採取

吸引部位は，腹部または大腿部内側とし，消毒の後，滅菌ドレープをかけて術野を確保する。腹部では臍周囲または腸骨上縁付近，大腿部では膝上内側に約3mmの皮膚切開を置き，そこからカニューレを用いてトゥメセント液を皮下脂肪組織内に注入する（図1a, b）。当院でのトゥメセント液は，乳酸リンゲル液（ラクテック®）500mlに炭酸水素ナトリウム（メイロン®）静注7% 7ml，アドレナリン（ボスミン®）注（1mg/ml）0.5ml，2%リドカイン（キシロカイン®）注15mlの各薬剤を混和したものを用いている。

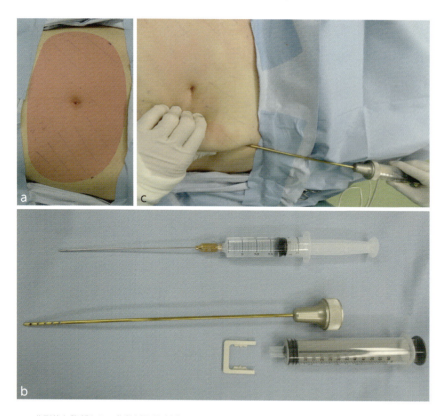

a：典型的な腹部からの脂肪採取予定域を示す。腸骨稜頭側に3mmほどの小切開を置き，そこから脂肪採取を行う。
b：上は，トゥメセント液注入用のカニューレ付き20mlシリンジ。下は，脂肪採取に使用する20個の直径1mmの側孔付き多孔性カニューレ（Sorensentype，外径2.7mm，内径2.4mm，Tulip Medical Productus社製），コの字ストッパー，吸引用60mlシリンジ。
c：腹部からの脂肪吸引は，しっかり皮膚をつまんで腹直筋から浮いた部分から行う。

図1　脂肪吸引採取

4 マイクロファットグラフトとナノファットグラフトによる治療

 5分ほど経過したら，吸引に先立ち，20個の直径1mmの側孔付き多孔性カニューレ（Sorensentype，外径2.7mm，内径2.4mm，Tulip Medical Productus社製）を用いて脂肪吸引予定領域をまんべんなく往復するいわゆるフェザリング処置を行う[4]（図1b）。続いて，同カニューレを用いて用手的に低圧にてシリンジ吸引により脂肪吸引を行う（図1c）。

 脂肪吸引後，皮下に貯留したトゥメセント液や血液を皮膚切開部から十分に圧出した後に切開部を縫合する。その後，腹部であれば腹帯による圧迫，大腿部であれば弾性包帯による圧迫を行う。

■ 吸引脂肪の注入前処理

 吸引した脂肪は，シリンジから50mlの滅菌遠心用チューブに40ml程度ずつ移し，遠心力1,200g，遠心時間3分間で遠心処理する（図2a，b）。遠心処理後，一番上のオイル層と一番下の液体層を先の細い吸引管を用いて吸引し除去する（図2c，d）。残った中間の脂肪組織層を滅菌コップに移し，注入の妨げとなる線維成分を念のためハサミで切断処理しておく（図2e）。

■ 脂肪注入

 脂肪の生着率は，脂肪吸引・処理技術にの

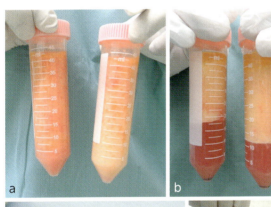
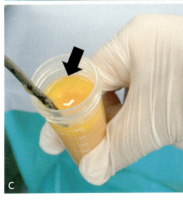
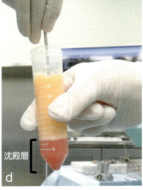
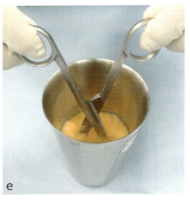

a：吸引した脂肪組織は，50mlの滅菌遠心チューブに40ml程度ずつ分注する。
b：遠心処理条件は，遠心力1,200g，遠心時間3分間とする。遠心処理された脂肪組織は3層に分かれる。上層はオイル成分，中間層は注入する脂肪組織，下層は麻酔液および血液成分である。
c：上層のオイル成分（矢印の層）を吸引管で吸引除去する。
d：下層の麻酔液および血液成分を吸引除去する。一番底には赤血球成分の沈殿層がわずかにあるため，ここも吸引し除去する。
e：残った中間の脂肪組織層を滅菌コップに移し，注入の妨げとなる線維成分を念のためハサミで切断処理しておく。

図2　吸引脂肪の注入前処理

みならず，脂肪注入技術にも大きく依存するため，特に皮膚の薄い顔面領域においては繊細な注入技術が要求される。

陥凹変形部分に対する皮下組織増量を目的とした脂肪注入術（マイクロファットグラフト）では，皮膚に18G針で穴を開けた後に，ロック付き1mlシリンジに，遠心処理した脂肪組織を吸引し，18G鈍針または，コールマン注入針（The Coleman™ Microinfiltration System, Byron Medical社製）を用いて，皮下に3層くらいに分けて注入する意識をもちながら注入する（図3a, b）。また，皮下に瘢痕を伴う陥凹変形，例えば唇裂口唇形成術後の上口唇瘢痕，巨口症形成術後の頬部瘢痕，外傷や術後に認められる瘢痕などに対しては，脂肪注入に先立ち，18G針で脂肪注入予定の皮下の瘢痕を切離し，皮下スペースをあらかじめ作成しておくことで，脂肪注入が有効に施行可能となる[1)2)]。

特に皮膚の薄い上下眼瞼部では，注入脂肪の形態が術後に目立つ傾向があるので注意を要する。通常，このような部位には0.1mlを20〜30分割して微量注入を行う。それ以外の皮膚の比較的厚い部位では，注入脂肪ができるだけ1カ所に固まらないように注入するためにシリンジを常に小刻みに動かしながら注入を行う方法か，カニューレを手前に引きながら少量の脂肪を注入していく方法で行う。

また最近では，術者の注入技術に依存せずに安定した脂肪生着を目指して，18G注入鈍

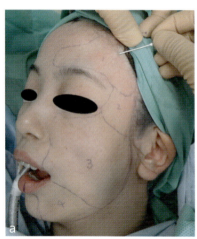
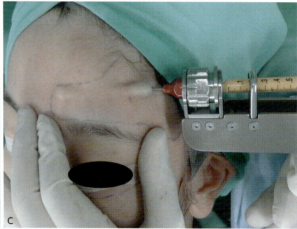
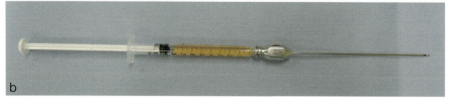

a：脂肪注入予定領域は，いくつかの領域に分割し，各領域の脂肪注入量を計測しておく。後日，脂肪の生着成績の判断に役立つ。各領域の目立たないところに，18G針でカニューレの刺入部を皮膚に開ける。
b：遠心処理した脂肪組織を吸引し，コールマン注入針を取り付けた1mlシリンジ。これは，通常の陥凹変形部分に対する皮下組織増量目的の脂肪注入術（マイクロファットグラフト）で用いる。
c：皮膚の緊張が強い領域，皮下の瘢痕が強い領域，上下眼瞼など皮膚が薄い領域への脂肪注入には，18G以上の注入鈍針を付けた顔面用脂肪注入器械MAFT-Gun®（Dermato Plastica Beauty社製）を用いている。この器械は，トリガー1回あたり定量（1mlを60〜240分割まで調節可能）を微量注入することが可能であり，用手方法では心配される過剰注入のリスクを低減できる。

図3　脂肪注入

4 マイクロファットグラフトとナノファットグラフトによる治療

針にて顔面用脂肪注入器械MAFT-Gun®（Dermato Plastica Beauty社製）を用いて注入する場合もある[6]（図3c）。この器械では，1回の脂肪注入量を最小1/240mlまで細かく調節することが可能であるため，皮膚の緊張が強い領域，皮下の瘢痕が強い領域，上下眼瞼など皮膚が薄い領域への脂肪注入に使用している。

18G針で開けた穴は，ステリテープで固定するか，7-0ナイロン糸で縫合する。

さらに，瘢痕組織や萎縮した皮膚のテクスチャーの改善，および皮膚の色素沈着の改善を目的とした脂肪注入術（ナノファットグラフト）では，通常注入する遠心処理後の脂肪組織を2つのロック付き5mlまたは10mlのシリンジをコネクタを介して連結した中で約30回ピストン運動して乳液化した後（図4a）に，シリコンメッシュで濾して線維性成分を除去し得られた液（図4b, c）を，1mlシリンジ（ロック付きが好ましい）に吸い27G針を用いて，真皮内から皮下浅層に注入する[5]（図4d）。ここで，脂肪注入終了のおおよその目安は，注入領域の皮膚に軽度の緊満が得られた状態としている。注入脂肪の生着率は，個人差や注入部位などのさまざまな要因によって異なるため，脂肪の吸収を見越して過度に注入することは勧めない。

最後に，注入針の刺入部は，なるべく瘢痕を残さないように7-0ナイロン糸で縫合する。

脂肪注入部位には，腫脹低減と術後患者へ

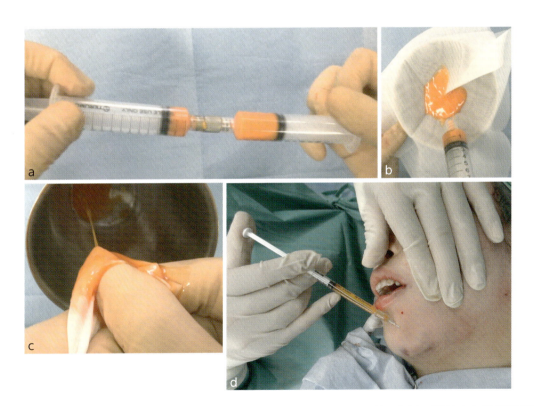

a：通常注入する遠心処理後の脂肪組織を，2つのロック付き1mlまたは10mlシリンジをコネクタで連結した中で約30回ピストン運動して乳液化する。
b・c：乳液化したものをシリコンメッシュ上に移して濾す。
d：シリコンメッシュで濾されて線維性成分が除去された液を，1mlシリンジに吸い27G針を用いて，真皮内から皮下浅層に注入する。

図4 瘢痕組織や萎縮した皮膚のテクスチャーの改善，皮膚の色素沈着などの改善を目的とした脂肪注入術（ナノファットグラフト）

の脂肪注入部位の周知のため，3日間茶色マイクロポアテープを貼付する（図5）。

④ 術後管理

　術後3日間は，腫脹低減のために脂肪注入部位のクーリングを適時行う。術後3日目以降に，注入部位に貼られたテープを剥がし，軽い洗顔を許可する。術後5日目以降に刺入部の抜糸をする。術後3カ月間は，脂肪注入部位には，化粧や洗顔時などに強い力がかからないように注意する。

　脂肪採取部は，術後皮下出血や血腫形成がないか，手術室退室前や帰室後も定期的に診察する。術後2日目以降に，採取部の圧迫をはずして軽いシャワーを許可する。

　術後5日目以降に，採取部の抜糸をする。採取部の圧迫は1週間程度継続する。大腿部から採取した場合は，腹部の場合と異なり，下肢の浮腫の原因となるので，浮腫の程度を見ながら夜間就寝時の下肢挙上や圧迫期間を随時調節する。

⑤ フォローアップ

　手術後は，1カ月，3カ月，6カ月の時点で外来にて，注入脂肪の定着や陥凹，瘢痕拘縮，皮膚色調の状態などを確認する。さらに追加で脂肪注入術を同部位に注入する場合は，最低6カ月間経過を見たうえで判断するのが望ましい。

⑥ 合併症

　顔面の脂肪注入術に伴う合併症は，一般的によくいわれている，不潔操作に伴う感染，不適切な脂肪採取・脂肪注入に伴う皮下硬結・オイルシスト・石灰化，皮膚の凹凸変形，脂肪注入技術に伴う血管閉塞による皮膚壊死や網膜中心動脈閉塞による失明，脂肪採取部の皮下血腫や蜂窩織炎，などが挙げられる。しかし，これらはすべて，前述した脂肪注入術を行っていれば，ほぼ予防できると考えられる。顔面神経や三叉神経の走行領域に脂肪注入する場合には，これらの神経麻痺が一過的に生じる可能性があり，術前における説明が重要である。神経麻痺が生じた場合でも，ほぼ3カ月以内に自然回復する。

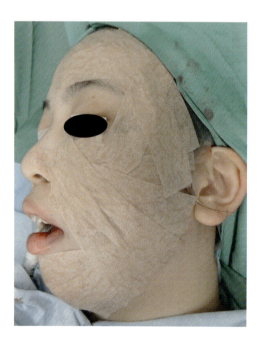

脂肪注入部位には，腫脹低減と術後患者への脂肪注入部位の周知のため，3日間茶色マイクロポアテープを貼付する。

図5　マイクロポアテープの貼付

4 マイクロファットグラフトとナノファットグラフトによる治療

⑦ 症例

【症例1】 18歳女性，左唇顎口蓋裂術後変形

これまで他院にて口唇形成術，反対咬合と上顎低形成に対し上下顎骨切り術後，さらなる改善を希望して当科を受診した（図6）。

唇裂鼻形成術および脂肪注入術（マイクロファットグラフト：合計12.8ml）を施行した（図7）。

術後6カ月，上口唇領域での脂肪生着は顔面の中では悪いといわれているが，上口唇形態は良好に保たれている（図6）。

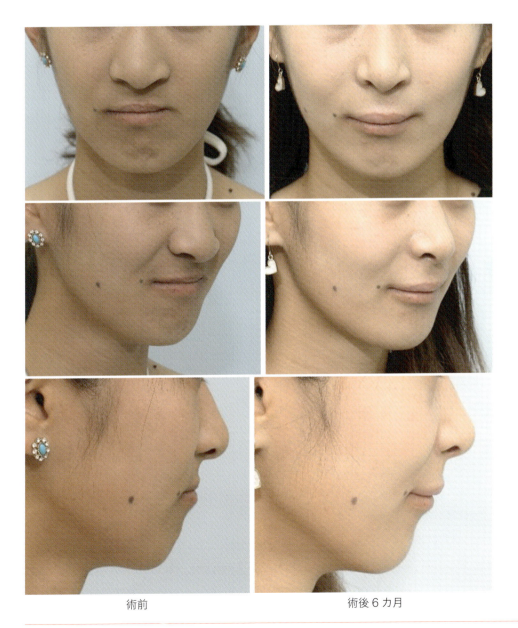

術前　　　　　　　　　　　術後6カ月

図6 【症例1】18歳女性，左唇顎口蓋裂術後変形

【症例2】 20歳女性，右第1第2鰓弓症候群，右巨口症術後瘢痕

これまで他院にて右巨口症形成術などを受けた。右下顎骨低形成に伴う交叉咬合に対して改善を希望し，当科を受診した。上下顎骨切り術をまず施行し，その1年後のプレート抜去時に右頬～下顎にかけて脂肪注入術（マイクロファットグラフトとナノファットグラフト）を施行した。右巨口症術後瘢痕および右頬～下顎下縁の軟部組織低形成性に対しては，18G針にて皮下の瘢痕癒着を切離した後に，脂肪注入（マイクロファットグラフト：合計15ml）を行った。さらに瘢痕に伴う皮膚萎縮／菲薄化の目立つ部分には，皮下真皮層～皮下浅層に脂肪注入（ナノファットグラフト：2.4ml）を行った。

術後11カ月，右巨口症術後瘢痕は，陥凹変形の改善のみならず皮膚の菲薄化や質感の改善が認められる（図8）。

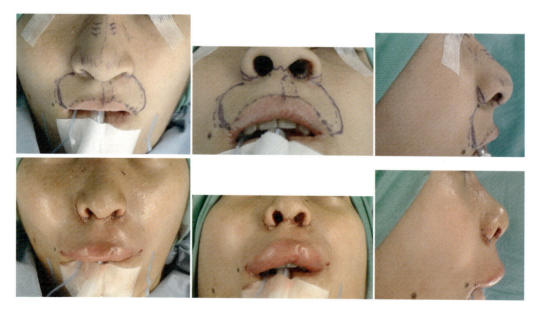

上：術直前
下：術直後。上口唇白唇部および赤唇部に合計12.8mlの脂肪注入（マイクロファットグラフト）を行った。

図7 【症例1】鼻形成術，上口唇部脂肪注入

4 マイクロファットグラフトとナノファットグラフトによる治療

Ⅱ

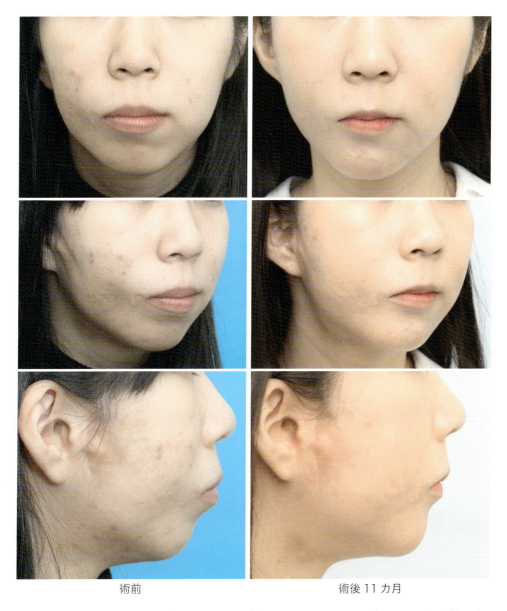

術前　　　　　　　　　　　　術後 11 カ月

上下顎骨切り術後 1 年に脂肪注入術（マイクロファットグラフト 15ml，ナノファットグラフト 2.4ml）を施行した。

図8 【症例2】20歳女性，右第1第2鰓弓症候群，右巨口症術後瘢痕

1) Coleman SR: Structural fat grafting: more than a permanent filler. Plast Reconstr Surg 118: 108S-120S, 2006
2) Coleman SR, Katzel EB: Fat grafting for facial filling and regeneration. Clin Plast Surg 42: 289-300, 2015
3) Gir P, Brown SA, Oni G, et al: Fat grafting: evidence-based review on autologous fat harvesting, processing, reinjection, and storage. Plast Reconstr Surg 130: 249-258, 2012
4) Kaufman MR, Miller TA, Huang C, et al: Autologous fat transfer for facial recontouring: is there science behind the art ? Plast Reconstr Surg 119: 2287-2296, 2007
5) Tonnard P, Verpaele A, Peeters G, et al: Nanofat grafting: basic research and clinical applications. Plast Reconstr Surg 132: 1017-1026, 2013
6) Lin TM, Lin TY, Chou CK, et al: Application of microautologous fat transplantation in the correction of sunken upper eyelid. Plast Reconstr Surg Glob Open 2: e259, 2014
7) Nguyen PSA, Desouches C, Gay AM, et al: Development of micro-injection as an innovative autologous fat graft technique: the use of adipose tissue as dermal filler. J Plast Reconstr Aesthet Surg 65: 1692-1699, 2012

Ⅲ

各論❷
乳房領域への脂肪注入
―私の方法―

1 乳房領域への脂肪注入－私の方法
ブレスト・インプラントを併用した二期的乳房再建

■ 淺野　裕子　│　亀田総合病院乳腺センター乳房再建外科

ポイント

- 術者は脂肪注入術後の経過，また脂肪壊死によるしこり，石灰化などの合併症についてよく理解したうえで行う。
- 脂肪注入後の生着には個人差があり，注入量とブレスト・インプラントの選択には術者の経験を必要とする。
- 脂肪注入移植術は乳房再建の1つの手段であって，ほかの方法と組み合わせて個々の症例に合った再建計画を立てる。

はじめに

乳癌に対する外科治療法の選択肢が増えてきたことにより，手術後の変形も多様化してきている。皮下乳腺全摘術のように，皮膚は温存され瘢痕も小さいという症例が増えてきた。一方で乳房再建の術式も，これまでの筋皮弁や穿通枝皮弁などの自家組織法に加えて，シリコンゲル充填人工乳房（ブレスト・インプラント：以下，インプラント）を使った人工物法が保険適用となり，症例ごとに再建方法を検討して，患者の要求に応えていくことが求められるようになってきた。

乳癌手術時に皮下脂肪が広く切除されている症例では，インプラントによる再建後に頭側の肋骨が目立つとともに，リップリング（波打ち現象）などの問題点が生じやすい。このような症例では，脂肪注入により皮下組織を厚くすることで改善が可能である。これまで欧米からの報告では，人工物再建後に形状を整える目的で二次的に脂肪注入移植を行う方法が多かった[1,2]。この方法では盲目的操作で針を刺入することから，インプラントを破損させないために脂肪注入量や移植部位に制限が生じていた。しかし，ティッシュ・エキスパンダー（以下，TE）からインプラントへ入れ替える手術の際に脂肪注入を同時に行うことで，乳房全体に移植することも可能である。

本稿では，インプラントによる二期的乳房再建において，より整容性を高めるために併用する脂肪注入移植術について述べる。

① 適応と禁忌

■ 適応

・二期的乳房再建で，TEにより拡張が終了した症例
・皮下組織が薄く，インプラントでリップリ

1 ブレスト・インプラントと併用した二期的乳房再建

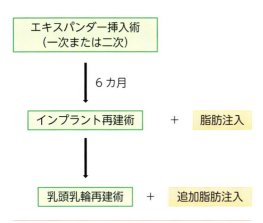

図1 人工物と脂肪注入を併用した二期的乳房再建の流れ

ングや頭側の肋骨が浮き出て見えることが予想される症例
・インプラントの容量をできるだけ小さくしたい症例
・後に皮弁法による乳頭再建を予定している症例
・乳癌に対する放射線照射が行われている症例

■禁忌

・乳癌の再発や転移が疑われる症例
・BMIが18以下で，採取部となる部位をつまんで脂肪吸引が困難と思われる症例

② 術前計画

　二期的乳房再建において，TEからインプラントへ入れ替える手術の際に皮下組織内に脂肪注入移植を行う（図1，2）。TE挿入手術は通常の二期的乳房再建と同様に，大胸筋下にTEを挿入し，十分に皮膚・皮下組織が拡張されるまで6カ月間以上は待機する。TEの最終拡張量は，対側乳房の大きさよりやや大きい程度まで注入する。

　使用するインプラントの種類を決める際，脂肪注入を併用する場合は皮下組織が厚くなることを考慮したサイズを用意する必要がある。切除によって皮下組織が薄くなっている

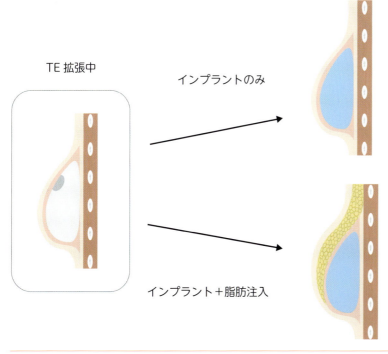

図2 人工物と脂肪注入を併用した二期的乳房再建のシェーマ

ため頭側の肋骨が浮き出て見えるような症例では，インプラントへ入れ替えてもそのままの形状が再現されてしまうため，高さの大きいFシリーズが選択肢に入る。しかし，脂肪注入で皮下を厚くすることができると，MシリーズまたはLシリーズのインプラントが選択肢となる（図3）。

　脂肪の注入量はその目的によっても異なるが，吸引可能な量，すなわち採取部側の理由によって制限される場合もある。たとえ大量に脂肪採取ができたとしても，薄い皮下組織内に注入するため，移植可能な量を超えた分は破棄することになってしまう。注入した部位の皮膚がオレンジ皮様（peau d'orange）になって緊張が強くなるのを，注入終了のサインとしている。乳房全体の皮下組織に注入する場合は，多くの症例で200〜250mlくらいの範囲の注入量となる[3]。痩せた患者で無理に狭い範囲から吸引すると，採取部に凹みなどの問題を残すことになる。採取が難しいと予想される場合は，頭側や乳頭乳輪に相当する部分を優先に注入することとし，100mlくらいを目安に吸引採取するようにしている。

③ 手術手技

■麻酔・体位

　全身麻酔下に行う。手術中に健側乳房と比較することができるように両腕は横方向に出し，また手術中に坐位になることが可能な手術台を用いている。

　吸引した脂肪をできるだけ速やかに注入移植し，また手術時間の短縮のためにもTEの抜去と脂肪吸引は2チームで同時に開始している。TEの抜去と脂肪吸引は2チームで同時に開始できるよう，術野の消毒をして準備する。

■脂肪吸引

　吸引部位として腹部や大腿部および腰部などがあるが，体位変換の必要のない腹部や大腿部前面から行うことが多い。吸引部の止血目的に生理食塩水1,000mlとアドレナリン1mgの混合液〔トゥメセント（tumescent）液〕をカニューレで皮下脂肪内に浸潤させてから吸引する。

　脂肪吸引は広い範囲から短時間で吸引することができるように，吸引ポンプによる脂肪吸引器を使用して行っている。脂肪吸引に用いるカニューレは，3mmのものを使用している。中間瓶を接続して清潔な状態で脂肪を回収し，凍らせた生理食塩水を利用して室温より低い状態で保存する。室温で放置すると時間とともに脂肪細胞が破壊されオイル状になり，移植に使えなくなる[4]。そのため，吸引後はなるべく速やかに注入することができるように，乳房側の操作と移植材料の準備のタイミングを合わせるようにする。

■吸引脂肪の処理

　採取した吸引脂肪にはトゥメセント液や血液が含まれているため，これらを取り除いて移植材料をコンパクトにするために，遠心処理を行っている（図4a，b）。遠心処理後は上からオイル，脂肪，液体の3つの層に分かれる。遠心力が大きくなるほど水分とオイルが多くなり脂肪層の占める体積は減少してしまうため[5]，700g（g：重力加速度）で3分間の遠心処理を行っている。

　遠心処理後は上からオイル，脂肪，液体の3つの層に分かれるので，上層のオイル部分と下層の液体部分を取り除いたものを注入用のシリンジに詰めて注入の準備が完了する（図4c，d）。

1 ブレスト・インプラントと併用した二期的乳房再建

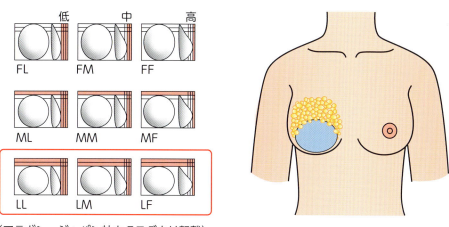

（アラガン・ジャパン社カタログより転載）

頭側は脂肪注入により軟部組織の厚さが増すため，インプラントは高さの低いLシリーズを選択する場合が多い．

図3 インプラントの選択

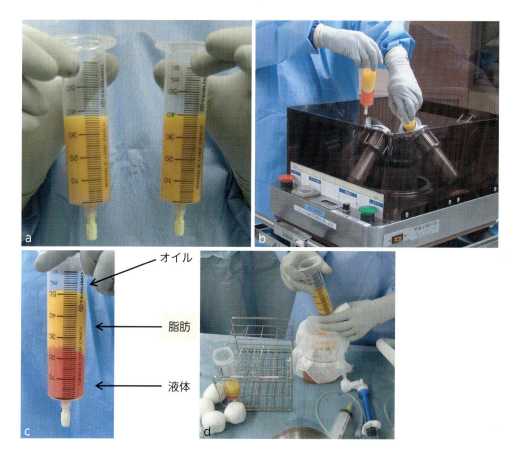

a：採取した吸引脂肪
b：著者が使用している遠心分離機（FM0-37，フォーメディックス社製）
c：遠心後は上層の脂肪部分と下層の液体部分に分かれる．最上層は，破壊した脂肪がオイル状になっている．
d：液体部分を破棄する．

図4 吸引脂肪の処理

■乳房側の操作

術前のデザインは立位または坐位で，インプラント再建に必要な基準線に加え，脂肪注入を必要とする部分にもマーキングを行う

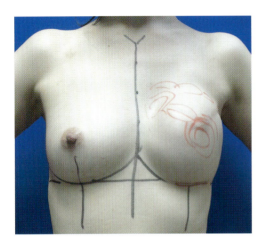

インプラント挿入のための基準となるラインに加えて，脂肪注入を予定している部分を赤色でマーキングしておく。本症例ではインプラントの挿入は乳房下溝から行い，デコルテの部分と，将来乳頭乳輪再建を予定している部位に脂肪注入のマーキングを行った。

図5 インプラント再建手術のマーキング

（図5）。特にインプラントの頭側辺縁と思われる位置，また将来乳頭乳輪を作成する位置にマークを入れておくと術中に参考になる。皮膚切開は，乳癌切除術の瘢痕を利用することも可能であるが，皮膚縫合部には脂肪が十分に注入できないことを考慮して，正面視で目立たない乳房下溝切開を新たに行うことが多い。

適切なサイズのTEが良好な位置で拡張されている症例では，被膜切開や切除は行わずに温存する。被膜を切除してしまうと，注入した脂肪がポケット内に漏れ出してしまい，有効な移植が難しくなるからである。

■注入

注入時は手術台を45°くらいの坐位に起こした状態で行う。注入は，TEを入れたまま行う場合と，ポケットから取り出して行う場合がある。経験を積むまでは，使用する予定のインプラントの大きさまでエキスパンダー内の生理食塩水を脱水して，入れたままの状

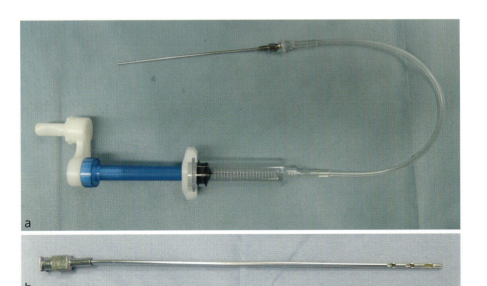

a：乳房の注入用に開発されたスクリュー式脂肪注入用シリンジ（メディカルユーアンドエイ社製）に延長管と注入用カニューレを接続して使用する。
b：外径2.0mm，長さ140mmのスレンダーカニューレ（カキヌマメディカル社製）

図6 注入のためのシリンジとカニューレ

態で注入すると，注入部位や注入量の目安となる。

　乳房への脂肪注入は1カ所にまとめて注入するのではなく，できるだけ少量ずつ分散させるように注入することが推奨されている[6)7)]。著者は，ハンドルを1回転すると0.5mlの注入が可能なスクリュー式のシリンジを使用している（図6）。注入針には脂肪注入用の2mmのブラントカニューレを使用している。移植床の皮膚に瘢痕がある部分では，18Gの鋭針を使用し，瘢痕を解除しながら注入する。注入はポケット上の皮下に行う。利き手にカニューレの先端を把持し，反対側の手の示指をポケット内に入れて，カニューレの先端を指で感じながら刺入方向を誘導する（図7a）。

　インプラントの頭側辺縁から上胸部（デコルテ）にかけて十分に注入しておくと，なだらかな形状の乳房マウンドが再現できる。また乳頭乳輪に相当する部位にも注入しておくと，後日乳頭再建をする際に，皮下組織が厚くなっているため皮弁の挙上が容易となる。注入が終わるとその部分は10～15mm程度に厚みを増していることがわかる（図7b）。皮膚の緊張が増してオレンジ皮様になった部位は，移植量の限界と判断してそれ以上の無理な注入はしない方がよい（図7c）。

　注入が終了したらポケット内を十分に洗浄し，漏れ出した脂肪を洗い出してからインプラントを挿入する。細いドレーンを入れておき，翌日には抜去している。

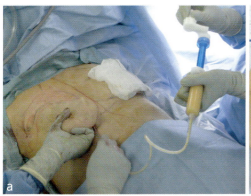
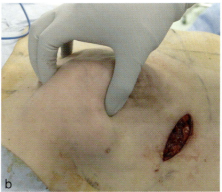
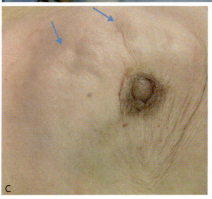

a：TE取り出してから，脂肪注入しているところ。
b：注入が終わるとその部分は10～15mm程度に厚みを増していることがわかる。
c：皮膚の緊張が増してオレンジ皮様になった部位（矢印）は，移植量の限界と判断してそれ以上の無理な注入をしない方がよい。

図7　注入

④ 術後管理

　脂肪の生着のためには圧迫は避けることが望ましいが，ドレーンを入れている間はバストバンドなどで軽く圧迫をしておく．注入した部分に一致して皮下出血斑を認めるが，2週間程度で消失する．吸引部は圧迫による止血のために，ガードルや弾性ストッキングなどを1週間着用させる．

⑤ フォローアップ

　注入した脂肪は術後1～3カ月目にかけて徐々に吸収されてボリュームが減り，その後はほぼ一定のボリュームを保つ[8]．6カ月目ころから脂肪壊死した部分がしこりとして触知されることがあり，患者が乳癌の再発ではないかと心配することもあるため，あらかじめ説明しておくようにする．超音波では皮下に血流のない低エコー域腫瘤または嚢胞（オイルシスト）として描出される（図8【症例1】）．多くは径が1cm以下の小さいもので，1年目ころになると吸収され消失する．1年以上過ぎても1cm以上の大きさで触知する場合は，18G針で内容液を穿刺すると小さくなる．エコーで脂肪壊死の特徴的な所見でない場合は，乳腺外科医と連携して局所再発の鑑別をする必要がある．

　脂肪注入後の生着率には個人差があるものの，術後の生着は超音波検査で，また乳頭再建の皮弁を挙上した時に目視で確認することもできる（図9【症例2】）．インプラントだ

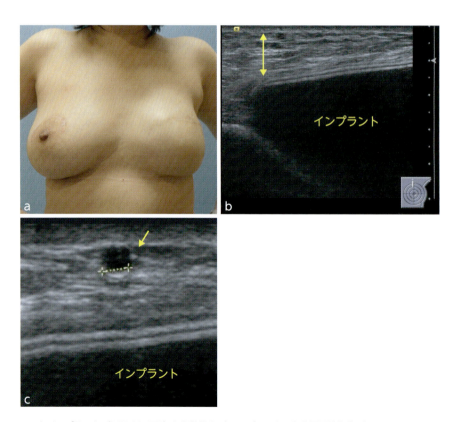

a：左インプラント（MF140-470）と脂肪注入（120ml）による左乳房再建術後1年．
b：1年目のエコー所見．脂肪注入により脂肪の層（矢印）が厚く描出される．
c：横径2.7mmのオイルシスト（矢印）を皮下に認める．

図8　【症例1】49歳女性，左DCIS

けの再建乳房では皮下組織が薄いため，皮弁挙上には注意を払う必要がある．しかし脂肪注入が行われていると，ある程度深くまでメスを入れることができ，安全に皮弁挙上ができるようになることも利点の1つである．

術後にタッチアップとしてもう一度脂肪注入の適応となる症例では，乳頭乳輪再建手術時に行っている．すでに1回目の脂肪注入によりインプラントを覆う皮下組織が厚くなっているため，インプラントが挿入された状態での注入操作が容易となる．一方で，インプラントだけの再建乳房に対してタッチアップを行う場合には，注入操作で被膜を貫いてポケットの中に脂肪が入ってしまったり，インプラントを破損させてしまう可能性もある．インプラントからはずれた頭側の部分にごく少量の移植をする程度のタッチアップに留めている．

⑥ 結果

脂肪注入をインプラントに併用した再建乳房の特徴は，なだらかな形状と触った時の柔らかい質感にある．また，患者自身から「温かさ」を高く評価されることがある．すでにインプラントによる再建が終わっている患者で，何らかの理由でインプラントの入れ替えが必要になった場合に脂肪注入も併用すると，インプラントだけの時と比べて温かい感じが戻ったという意見が聞かれる．

乳房再建における脂肪注入の利用についてはいまだ標準化された術式はなく，術者の経験に頼る部分が大きいが，自家組織と人工物のそれぞれの利点を生かした本法は，整容面での大きなアドバンテージをもたらすと考えている．

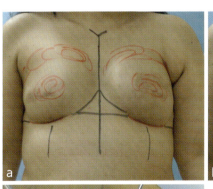
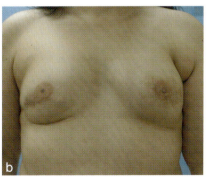
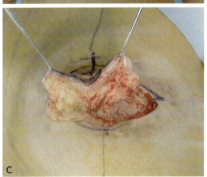

a：両側乳房TE挿入中．インプラントと脂肪注入による再建の術前マーキングを行った．
b：インプラント（LF135-390）と脂肪注入（右140ml，左200ml）による再建術後1年6カ月目．乳輪の刺青が行われている．
c：再建術後1年6カ月目に，皮弁法による乳頭再建を行った．皮下に十分な厚さの脂肪層を認める．

図9 【症例2】40歳女性，異時性両側乳癌

⑦ 照射症例への応用

　乳癌の治療に対して照射が行われている症例における乳房再建は，合併症や整容性の問題などの理由から，一般的には人工物ではなく自家組織皮弁などが第一選択とされていた[9]。しかし最近は欧米から，照射後再建症例に対して，脂肪注入移植と人工物を併用する再建方法が報告されるようになってきた。

　乳癌手術と同時にTEを挿入する一次再建症例では，照射をどのタイミングで行うか各施設で異なる。比較的早期に起こる漿液腫（seroma）や感染などの合併症は，TE拡張中の照射でもインプラントに入れ替えた後からの照射でもほとんど差がないとされている[10]。しかし，インプラントに入れ替えてから照射をする群は，TE拡張中に照射をする群に比べて被膜拘縮などの整容的な問題が高いとされている[11)12]。

　著者は一次再建においては，TE拡張中に照射治療を行い，照射終了から1年近く待機して脂肪注入と人工物で再建する方法を第一選択としている[13]（図10a，11【症例3】）。

　二次再建において，TE挿入術に先立って

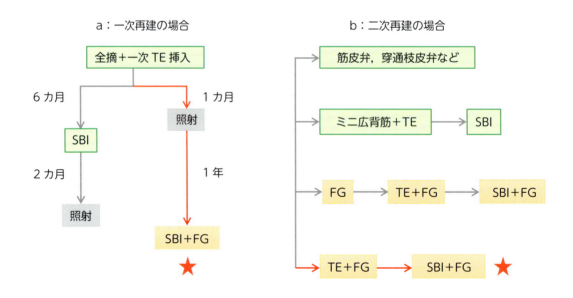

a：一次再建の場合，TE拡張中に照射を行って，後からSBIに入れ替える時に脂肪注入を行う方法（★）を第一選択としている。
b：二次再建の場合，TEを挿入する時に脂肪注入を併用し，その後SBIに入れ替える時にも脂肪注入を併用する方法を第一選択としている。
SBI：シリコンゲル充填人工乳房
FG：脂肪注入
TE：ティッシュ・エキスパンダー

図10　放射線照射を伴う症例における方針

胸壁に脂肪注入を行っておく方法があるが，国内での照射症例の多くは，皮下組織が萎縮して肋骨が浮き出て見えるような状態であり，そこに直接カニューレを刺して注入移植することが非常に困難と思われる。無理に行うと気胸を起こす危険性もある。そこで，TEを挿入する手術時にポケット作製をした後で皮下に入れる方法を選択している（図10b，12【症例4】）。

術後のTEの拡張は，脂肪移植後の生着を圧迫によって阻害する可能性を考慮して，術後2，3カ月目から開始する。照射のない症例と比べるとかなり遅いペースで，少量ずつ回数を重ねて拡張させていくため，インプラントに入れ替える手術まで1年程度の期間があくことになる。その後のインプラントに入れ替える手術時にも2回目の脂肪注入を行う。感染やTEの露出などの重大な合併症さえ回避できれば，人工物だけで行った場合より被膜拘縮が軽減され，整容面での改善が見込まれる。

照射を伴う症例においては，一次再建，二次再建いずれの場合も合併症が多く難しいことには変わりないため，実際には症例ごとに

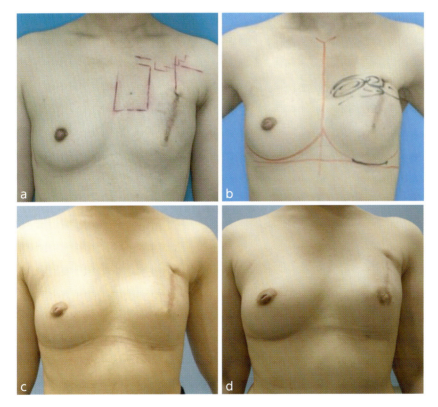

a：左Bt＋Ax＋一次TE（MV12mを使用）挿入術が施行され，TE拡張中に照射が行われた。
b：照射終了から1年後に，SBIと脂肪注入による乳房再建を計画した際の時の術前マーキング
c：SBI（MM110-215を使用）と脂肪注入200mlによる左乳房再建後1年
d：左乳頭乳輪を皮弁と植皮で再建した。SBIと脂肪注入から4年後。移植した脂肪は生着し，拘縮などの問題は認めていない。

図11【症例3】41歳女性，左乳癌，照射を伴う一次再建症例

III 各論 ② 乳房領域への脂肪注入―私の方法

患者とよく話し合いながら慎重に方針を決めている。

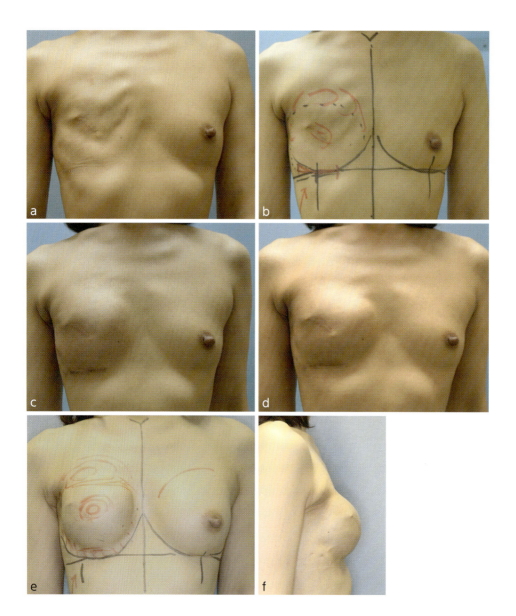

a：右SSM+Ax施行後に照射（胸壁，鎖骨上50Gy）が行われている．再発や転移はなく，術後5年目に乳房再建を希望し，皮弁採取部の瘢痕を避けたいという理由で人工物による再建方法を希望した．
b：二期的再建とし，TE挿入時に1回目の脂肪注入を計画した際の術前マーキング
c：術後14日目，手術時にTEに生理食塩水を60ml注入している．
d：術後3カ月目，60ml拡張中．この後からTEの注入を開始した．1回あたり20〜30mlと少ない量で拡張を進めた．
e：TE挿入術後1年6カ月目，205ml拡張中．右SBI再建のための術前デザイン．左乳房増大術を施行している．
f：側面像．乳房の尾側は十分に拡張されている．

図12【症例4】43歳女性，右乳癌，照射を伴う二次再建症例

1) Spear SL, Wilson HB, Lockwood MD: Fat injection to correct contour deformities in the reconstructed breast. Plast Reconstr Surg 116: 1300-1305, 2005
2) Kanchwala SK, Glatt BS, Conant EF, et al: Autologous fat grafting to the reconstructed breast: the management of acquired contour deformities. Plast Reconstr Surg 124: 409-418, 2009
3) 淺野裕子, 上原恵理：脂肪注入移植を併用したインプラントによる乳房再建術. PEPARS 84: 17-24, 2013
4) Matsumoto D, Shigeura T, Sato K, et al: Influences of preservation at various temperatures on liposuction aspirates. Plast Reconstr Surg 120: 1510-1517, 2007
5) Kurita M, Matsumoto D, Shigeura T, et al: Influences of centrifugation on cells and tissues in liposuction aspirates. Plast Reconstr Surg 121: 1033-1041, 2008
6) Coleman SR, Saboeio AP: Fat grafting to the breast revisited: safety and efficacy. Plast Reconstr Surg 119: 775-785, 2007
7) Delay E, Garson S, Tousson G, et al: Fat injection to the breast: technique, results, and indications based on 880 procedures over 10 years. Aesthet Surg J 29: 376-378, 2009
8) 淺野裕子, 上原恵理：脂肪注入移植を併用したインプラントによる二期的乳房再建術. 形成外科 59：467-475, 2016
9) Kronowitz SJ, Robb GL: Radiation therapy and breast reconstruction: a critical review of the literature. Plast Reconstr Surg 124: 395-408, 2009
10) Santosa KB, Chen X, Qi J, et al: Post-mastectomy radiation therapy (PMRT) and two-staged implant-based breast reconstruction: is there a better time to radiate？Plast Reconstr Surg 138: 761-769, 2016
11) Cordeiro PG, Albomoz CR, McCormick B, et al: What is the Optimum timing of postmastectomy radiotherapy in two-stage prosthetic reconstruction: radiation to the tissue expander or permanent implant？Plast Reconstr Surg 135: 1509-1517, 2015
12) Lee KT, Mun GH: Optimal sequencing of postmastectomy radiotherapy and two stages of prosthetic reconstruction: a meta-analysis. Ann Surg Oncol 24: 1262-1268, 2017
13) 上原恵理, 淺野裕子：放射線照射症例における脂肪注入を併用した乳房インプラントによる再建. 形成外科 61：S256, 2018

2 乳房領域への脂肪注入-私の法方
体外式乳房拡張器を併用した脂肪注入による全乳房再建

■ 佐武 利彦　横浜市立大学附属市民総合医療センター形成外科

ポイント

- 入れすぎない：入れすぎると内圧が上がり，注入した脂肪が壊死し，硬結，嚢腫，石灰化を合併する。以後の脂肪注入が難しくなるので，少し足らないくらいで終わるのがちょうどよい。
- 十分な間隔をあけてから次の治療を行う：短期間で次の注入を行うと，中の抵抗が強くなかなか注入しづらいことがある。この場合，少量の脂肪注入に留める。次回の脂肪注入までに1年以上の間隔をあけ，瘢痕が十分に成熟して組織が改変されるのを待つ。
- 脂肪注入だけに固執しない：脂肪注入で望む結果が得にくい場合，ほかの治療法についても患者に提示する。治療開始前にその可能性についても説明しておく。
- 再建乳房が動きやすい：大胸筋は脂肪注入の良好な移植床であるが，肥大した大胸筋の運動により再建乳房も動く。これを回避するために皮下脂肪の厚みを増やすような脂肪注入を意識する。
- 体重変動の影響を受けやすい：当然のことであるが，脂肪注入で再建した乳房は太ると大きくなり，痩せると小さくなる。治療開始前に説明しておく。
- 対側異時性乳癌の可能性と，その再建法も検討しておく：健側である対側の異時性乳癌の可能性についても乳腺外科の主治医に確認しておく。脂肪を採取し尽くした後では，対側の全摘後再建の選択肢は限られる。治療開始前にその可能性についても説明しておく。
- 脂肪吸引の採取部の整容性も考慮する：採りすぎると凹む。採り方が均一でないと凹凸が目立つ。皮膚の薄い部位（大腿外側），ストレッチマークや妊娠線の目立つ部位での吸引は慎重に行う。術前に説明する。
- 感染に注意する：移植脂肪が1カ所にプールすると，脂肪壊死や感染のリスクが高まる。無理のない脂肪注入，術中の清潔操作，術後の保清や抗菌薬投与を心がける。臍内から脂肪吸引する場合は，術前に臍のスキンケア（皮脂や角質の老廃物除去）が重要である。清掃が不十分だと，脂肪吸引時に老廃物が浮き上がることがある。

はじめに－自家組織乳房再建のパラダイムシフト

　近年，腹部や大腿部から吸引して得た脂肪組織を精製した後に，乳房の欠損部や変形する部位に脂肪注入して，乳房再建を行う報告が多く認められるようになっている。脂肪注入の前後に体外式乳房拡張器（Brava®）を併用することにより移植床の拡大や血行促進が期待でき[1]，注入法も多層・多方向で少量とするコールマンテクニックを用いることで[2]，脂肪壊死を回避しつつ，移植脂肪の生着率向上が望めるようになってきている。

　適応がある患者では全乳房再建の選択肢にもなり得る。脂肪注入は目立つ傷痕が残らないだけでなく採取部の痩身効果も期待できる。また短時間の日帰り手術も可能である。脂肪注入は乳房再建における新たなパラダイムシフトともいえる[3]。今後は脂肪注入の発展型として脂肪組織由来幹細胞や培養脂肪幹細胞を注入脂肪に併用するなど，再生医療の技術を応用した乳房再建が普及すると考えられる。

　脂肪注入を用いた乳房再建としては，乳房温存術後の変形部の修正，人工物・皮弁再建後の修正[4]，皮下乳腺全摘術〔乳頭温存乳房切除術（nipple-sparing mastectomy：以下，NSM）/皮膚温存乳房切除術（skin-sparing mastectomy：SSM）〕[5)6)]や乳房切除術後の全乳房再建[7]，健側乳房の増大術などが挙げられる。本稿では，術前後に体外式乳房拡張器を併用して移植床の環境を整え，効果的に脂肪注入を段階的に行い，最終的には全乳房の再建を完遂する方法について述べる。

① 適応と禁忌

■施術を受ける患者について

- 乳癌術後で局所再発や遠隔転移がなく，治療状況が落ち着いていること（化学療法，分子標的薬などの治療が終了し，ホルモン療法などを継続している状況）
- 基礎疾患や既往歴がある場合は，それらが良好に管理されていること
- 禁煙が遵守されていること
- 適切な体重管理がなされていること（太りすぎず，痩せすぎでもないこと）
- 脂肪注入での乳房再建について理解と同意が得られていること（治療効果が得にくい場合，ほかの治療法に変更する可能性についても）

■再建する乳房側の状況

- 乳頭乳輪や乳房皮膚および皮下脂肪が温存されている症例が再建しやすい〔NSM＞SSM＞乳房切除術（total mastectomy：以下，Bt）〕
- 皮下瘢痕が少ない症例が再建しやすい（乳癌術後の漿液腫，血腫，皮膚壊死などの状況の確認が必要）
- 大胸筋の欠損がなく，厚い方が薄い症例よりも再建しやすい
- 放射線照射例よりも，非照射例の方が再建しやすい。照射例での適応を考慮する場合は照射後1年以上の間隔をあける
- 乳房切除後6〜12カ月はあけてから再建を考慮する。手術後の瘢痕が成熟しており，柔らかくピンチできる状態が望ましい

■採取部の状況

- 腹部，大腿部，腰部などに複数回，採取できる脂肪があること
- 妊娠線，ストレッチマークがある部位の皮

皮膚は薄いため，脂肪吸引の際に注意が必要である。セルライトの部位・程度も確認する
・腹部手術の傷痕のある症例では，腹壁を超音波・CTでヘルニアなどがないことを確認する

② 術前計画

■ 乳房・腋窩部・側胸部の状態の確認

治療前に胸部CT，MRI画像，三次元画像診断装置（VECTRA®：Canfield Scientific社）などを用いて健側乳房と再建側の体積を算出するとともに，乳房に隣接する鎖骨下の大胸筋萎縮や側胸部および腋窩部の陥凹も把握しておく。

治療上の問題点を把握でき，大まかな治療回数の予測ができれば治療計画を立てられる。VECTRA®は患者への視覚的な説明に特に有用である（図1）。大胸筋の萎縮がなく皮下脂肪が厚く温存されている部位では，脂肪注入も容易である。

■ 注入脂肪の生着と治療回数の予測

注入脂肪の生着率は，脂肪の採取部位，採取法や精製法，注入法，移植床の状況，術後のアフターケア，患者の年齢や基礎疾患や身体所見などにより異なる。脂肪の生着率を高めるためには，適切な患者選択のうえ，移植床準備，注入脂肪の選択，注入法や移植床への手術手技，術前後管理など複数の要因を最適化すべきである。そうすれば，純脂肪の注入でも40〜50％程度の脂肪の生着が期待できる。

1回の手術で注入できる脂肪量は，乳癌術後の創部の状態，体型，体重などにより異なるが，当科での注入量はおよそ150〜250mlである。この注入した脂肪の50％程度が生着すれば，1回の手術で75〜125ml程度の組織増大効果が期待できる。健側乳房と再建側の体積差が250mlまでなら，2回程度の手術で再建の完了が見込める。しかし体積差が250ml以上になると，3回以上の脂肪注入が

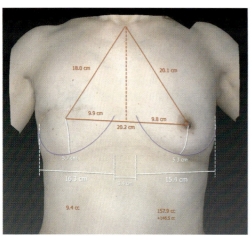

術前 VECTRA® で再建側と健側乳房との容積の差（＝欠損量）を計測

⬇

健側（左）乳房の体積：157.9ml
再建側（右）乳房の体積：9.4ml

健側乳房との体積差＝約150ml
（仮定）
・2回の手術で完成する
・生着率が約50％（概算生着率：40〜50％）

予定脂肪注入量 [ml]＝[欠損量÷2]×2

1回の手術で目標とする体積増加　生着率が約50％

予定脂肪注入量 150÷2×2＝150ml

三次元画像診断装置（VECTRA®）を用いて，術前に健側乳房と再建側との体積比を計測する。図の症例は，再建側と健側乳房では約150mlの体積差を認める。乳房再建完了まで計2回の脂肪注入を行い，手術後の脂肪生着率が約50％と仮定すると，1回の手術での脂肪注入量はおよそ150mlとなる。
脂肪注入の生着率は，移植床の状況や注入脂肪の性状と量，および術前後のケアなどにより影響を受ける。

図1　脂肪注入前の治療計画

必要となることも多い。治療回数にかかわる要因としては体積差以外に，移植床の状況も大きく影響している。

■脂肪注入の治療スケジュール

脂肪注入を繰り返し行い，再建乳房の形と大きさをコントロールする。注入した脂肪のうち，生着しなかった部分が徐々に吸収され，最終的に再建乳房の形と大きさが落ち着くのは，これまでの経験から術後1年くらいである。繰り返して脂肪注入を行う場合，1年の間隔をあけて注入するのが望ましいが，患者にとってはとても長期間に感じる。実際には通常6カ月ほど経過して，注入後の乳房皮膚の腫れが引き，柔らかく摘める状態を，次の治療のタイミングとしている。脂肪注入による全乳房再建のプロトコールを示す（図2）。

③ 体外式乳房拡張器の併用

脂肪注入の術前に，体外式乳房拡張器（Brava®）を用いて大胸筋内・下，皮下脂肪に，持続的に陰圧をかけ続けることにより，これらの移植床の血行を増大させつつ，組織内圧を下げて移植のためのスペースを拡大して脂肪注入量を増やす工夫が行われてきた。また術後は，移植脂肪の安静を保持する目的でも用いられている。

体外式乳房拡張器による注入脂肪の生着を高める効果が期待できる一方，装着による瘙痒感・痛み・接触性皮膚炎などが頻発するため，海外ではBrava®に否定的で使用しない医師も多い。拡張器の装着は患者にとっては煩わしく負担も大きいが，本法の対象となる患者は痩せ体型の患者も多く，その場合は脂肪採取部位と採取量が限られる。薄い移植床に脂肪注入を行い，その生着率を向上させるためにも体外式乳房拡張器の併用は重要と考えられる。

■Brava®

Brava®システムは，一定の弱い陰圧（15〜30mmHg）をかけ続けることで，組織の容積を拡大させ，間質圧を下げ，血流を増強する作用がある。Khouriら[1]はBrava®を1日10時間装着することで，豊胸では脂肪注入の生着率が82±18％であると報告し，移植床の

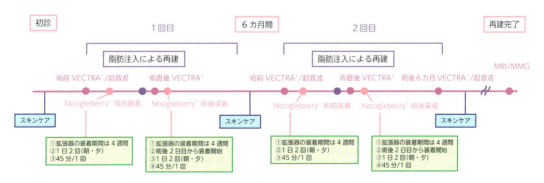

脂肪注入にて全乳房再建を行う場合，脂肪注入前にまずVECTRA®を用いて乳房の欠損や変形の状況を多方面から観察する。次にVECTRA®，胸部CT，MRIにて健側乳房と再建側の体積比を計算する。超音波検査にて移植床の状況も把握する。脂肪注入の前後でNoogleberry®をそれぞれ4週間装着する。脂肪注入は通常6〜12カ月の間隔をあけて施行し，目的の大きさとなるまで繰り返して行う。各脂肪注入ごとに，術後6カ月目にVECTRA®撮影と超音波検査を行い，治療成績の評価を行うことは大切である。Noogleberry®を使用しない期間は再建側乳房の皮膚のコンディションを整えるために，入浴後に保湿クリームを塗布するなど，スキンケアを継続する。

図2　体外式乳房拡張器（Noogleberry®）を併用した脂肪注入による乳房再建－治療のプロトコール（6カ月間隔で脂肪注入する場合）

キャパシティーを拡大させて，250ml以上の大容量の脂肪注入を行うためにもBrava®は必須であると述べている。しかし，2016年以降はBrava®が世界的に使用できない状況が続いている。

■ Noogleberry®

現在，わが国で使用可能な拡張器は英国製のNoogleberry®（Noogleberry社製）のみとなっている。Noogleberry®システムの基本構造はとてもシンプルである。ポリウレタン製のソフトリングをラウンド型のドームに固定して，エクステンションTチューブを介して，ハンドポンプに連結し陰圧を保持する(図3)。プラスチック型ドームでできているため，胸壁の形態に沿って可変することができないが，付属するソフトリングにより胸壁への密着性を高めることができる。また部品は安価なため，再建乳房の大きさの増大に合わせてドームサイズを大きくしていくことも可能である。

Noogleberry®はハンドポンプのため長時間の装着が難しい。1日2〜3回（朝1回，夜1〜2回）で，1回の使用時間を45分程度の装着としている。術前は4週間前からNoogleberry®の装着を開始し，手術当日の朝まで装着する。Brava®で程度の差はあれ多くの患者に合併していた接触性皮膚炎などの皮膚トラブルは，Noogleberry®では非常にまれである。

④ 脂肪吸引・脂肪注入の基本手技

■ 術前準備

①麻酔

全身麻酔下での手術を基本とする。少量の脂肪吸引と小範囲の皮下への脂肪注入は局所麻酔でも可能であるが，大胸筋内・下への注入を行う場合は，除痛のための局所麻酔量も多くなり，結果として脂肪注入量が少なくなる。安全のためにも全身麻酔下での手術が望

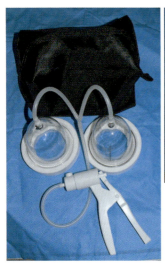
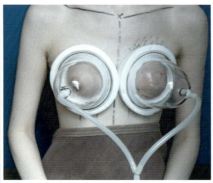

Tチューブを介してハンドポンプとドームを接続する。ドームには可変性がないため，ソフトリングをドームに装着して，陰圧により乳房皮膚と密着させる。全摘後で胸壁の凹凸が目立つ場合，術前の装着が難しいことがあるが，脂肪注入後に胸壁が平坦になると，気密性が保たれ装着できるようになる。

図3　Noogleberry®システム

ましい。

②体位

手術中の体位・肢位も重要である。上肢を90°外転位とすると，術者は患部の側に立ち，注入がしやすい。しかし皮膚欠損が大きく，大胸筋の萎縮も強い症例では乳房皮膚や大胸筋の緊張が強くなる。脂肪注入の総量を増やすためには大胸筋の緊張を減らした方がよく，体幹に平行に上肢を固定した方がよい（図4）。

③清潔操作

使用する器具の滅菌や患者の体表面の消毒などの清潔操作を徹底して，清潔な術野を維持する。感染を予防するためにも，採取した脂肪を注入までに外気にさらさないようにする。そのためには脂肪吸引から脂肪注入までの全プロセスを閉鎖環境で行い，シリンジ，カニューレ，コレクター瓶などに移し替える際には，空気に触れないように注意する。

■脂肪吸引

①デザイン

術前に立位で脂肪吸引のデザインを行う（図5）。腹部は臍内・鼠径部から，大腿部前面は鼠径部，後面は下殿溝から，腰部は正中である脊柱から脂肪吸引を行うが，小切開のデザインを油性の赤マジックで行う。脂肪吸引を行う腹部では，整容的な改善のためにも腹直筋の内外側縁や，下腹部・側腹部から腰部の脂肪沈着の目立つ部位をマーキングする。大腿部ではセルライト（凹み）が目立つ部位もマーキングしておき，吸引を避けるようにする。

②スキンプロテクター装着

吸引カニューレ刺入部にリドカイン・アドレナリン注射剤（0.5%キシロカイン®注射液エピレナミン含有）による局所麻酔後に，11番メスでstab incisionする。カニューレによる皮膚の圧挫を避けるために，スキンプロテクター（カニューレサイザー）もしくは小さくカットされた滅菌ストロー（先端を羽根状に広げたもの）を4-0黒ナイロン糸で縫合して，吸引孔を準備する（図6）。

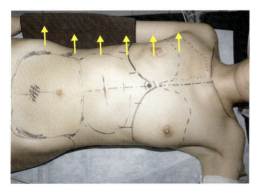

再建側の上肢を体幹に沿わせて固定した方が，大胸筋の緊張が緩むため脂肪注入がしやすい（図では右上肢黄矢印）。

図4　脂肪注入での上肢の肢位

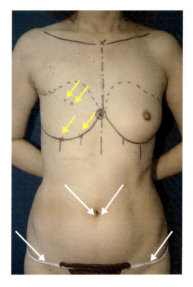

脂肪吸引の採取部が腹部の場合，臍内の2カ所（9時，3時方向）と鼠径部中央の2カ所（左，右）に5mmの小切開のデザインを行う。大腿部前面の場合，同様の鼠径部小切開のデザインで行う（白矢印）。
脂肪注入は乳房全摘術の場合，乳房下溝線部〜外側部の2〜3カ所，手術瘢痕の内の1〜2カ所から行うデザインとする（黄矢印）。
切開を伴う部分のデザインは，tattooにならないよう赤マジックで行う。

図5　脂肪吸引と脂肪注入のデザイン

③トゥメセント麻酔

脂肪吸引に先立ち，脂肪組織に緊張を加えて脂肪採取を容易とし，止血効果も兼ねるために，1％キシロカイン®注射液エピレナミン含有20ml＋生理食塩水1,000mlをトゥメセント液として，加圧バッグ下に皮下に浸潤させる。

④脂肪採取

脂肪吸引器は，60mlシリンジの内筒にストッパーを，また先端部分に吸引カニューレを装着して，簡易に陰圧をかけながら脂肪採取する手動式シリンジ吸引を基本的に使用することが多い。

大容量の脂肪が必要な場合は，効率的に脂肪採取が可能な電動式吸引ユニットを用いる。吸引のしやすさは，患者ごとに部位や年齢および肥満度によっても大きく異なる。同じ部位からの再採取は，瘢痕のために難しいこともある。

■ 脂肪の精製

採取した吸引物から注入するための脂肪を精製する方法には，吸引した脂肪をプールしたシリンジを垂直に立てて静置する方法や，シリンジに遠心をかけて分離する方法，およびバッグ（Puregraft®：Puregraft社）内のフィルターを介して洗浄する方法などがある。

■ 脂肪注入

①デザイン

術前に立位で，乳房・胸壁のランドマークを油性の黒マジックで，また脂肪注入の刺入部は赤マジックでデザインする（図5）。脂肪注入の刺入部を油性の黒マジックでマーキングするとtattooになるため注意が必要である。

②シリンジへの脂肪充填と注入孔の作製

遠心分離で精製した脂肪は，50mlのロック付きシリンジから2.5mlや5mlのロック付きシリンジに脂肪を移し替え，長さが15cmのコールマン脂肪注入用カニューレ®（内径1.0mm：Johnson＆Johnson社製）を先端に装着して注入する。脂肪注入のための刺入部

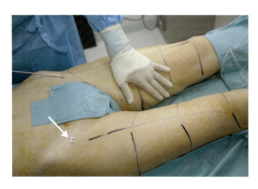

スキンプロテクター（カニューレサイザー，Masaki Skin Protector）を皮膚小切開部に4-0黒ナイロン糸で縫合固定する。このプロテクターを介してトゥメセント麻酔と脂肪吸引を行う（図では右鼠径部：白矢印）。
トゥメセント麻酔（キシロカイン®エピレナミン含有を含む生理食塩水）を皮下に注入すると，皮膚は膨化して白色に変わる（左下肢）。この後，片側を6区画に分けて脂肪吸引を行う。

図6　スキンプロテクターの装着

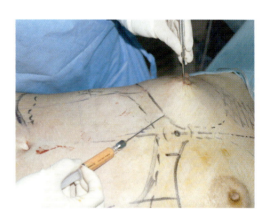

乳房下溝の注入孔から大胸筋線維に沿って大胸筋下や大胸筋内に脂肪注入する。深層から浅層に徐々に層を変えながら注入する。スキンフックを使用すれば，多層での注入が可能となる。筋線維に沿って大胸筋内，下に脂肪注入したら，次は乳輪辺縁から，浅層である皮下に，放射状に，多層，多方向の脂肪注入を行う。

図7　脂肪注入の実際

は，1%キシロカイン®エピレナミン含有局所麻酔後に18G注射針にて乳房下溝線・乳輪辺縁・手術後瘢痕にピンホール状に小孔を開ける。

③脂肪注入

カニューレの先端が鈍であるタイプ1のコールマンカニューレを主に用いて，大胸筋下，大胸筋内，皮下の脂肪層の順に，深層から浅層に向かって少量ずつ注入する。皮下硬結や嚢腫および石灰化などの脂肪壊死を回避するために，Coleman techniqueでパスタ状に細く線を引くように注入する。

まず，乳房下溝線側から注入量の半分以上を大胸筋下や内に注入するつもりで，大胸筋の筋線維の走行に沿って注入する（図7）。大胸筋内・下は乳癌手術時の操作が及んでいないことが多く，血行の良い移植床となる。しかし，最も厚みが必要な下溝線に近い乳房の下極では，大胸筋が薄いため注入量を多くすることが難しい。

注入完了後の注入孔は，6-0黒ナイロン糸で縫合閉鎖する。術後も再建乳房への陰圧を保持するために，体外式乳房拡張器を装着するためであり，注入脂肪が漏れ出てくることを防ぐためである。

④皮膚・皮下瘢痕の解除

皮下瘢痕が制限となって，注入用カニューレの挿入が難しい場合や，脂肪注入をしても立体的に拡張しにくいことがある。このような場合は先端を曲げた18G注射針を用いて，少しずつ部位を変えながら皮下瘢痕を切開して解除するのが有効である（図8）。この時，スキンフックで皮膚を持ち上げて瘢痕に緊張をかけながら行うのが効果的である（図9）。解除後に死腔ができないようにハニカム状に瘢痕を解除する。皮膚表面の瘢痕や皮膚の不足および皮下の萎縮により，皮膚の伸展性が不良な場合は18G注射針にて細かく等間隔に，乳房皮膚に多くの小孔を設けて皮膚伸展を行う。

⑤組織内圧のモニタリング

脂肪注入の終了の判断はとても重要である。注入孔から注入した脂肪が漏出する場合，乳房皮膚がオレンジ皮様（peau d'orange）となる場合は，すでに入れすぎで過

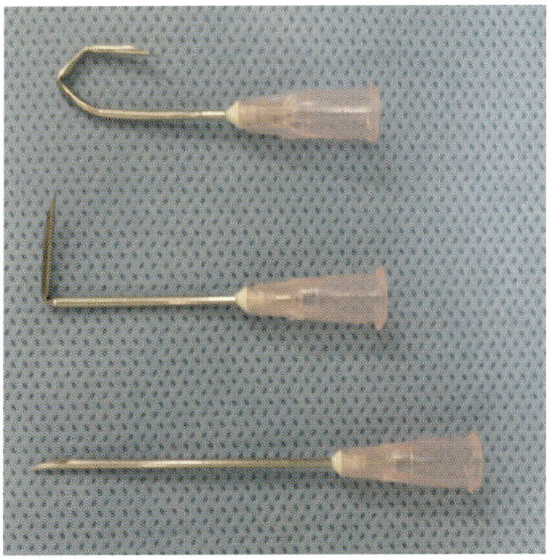

乳房皮膚の瘢痕や皮下瘢痕の解除に有用である。使用しすぎると，切れ味が悪くなったり，針を曲げた部位で破断することがあるため注意が必要。

図8　18G注射針

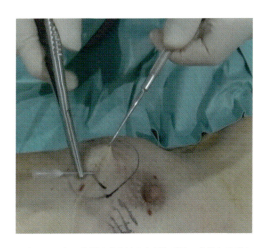

スキンフックで乳房皮膚を持ち上げながら，先端を曲げた18G注射針で乳房皮膚の瘢痕や皮下瘢痕を切離する。

図9　乳房皮膚の瘢痕と皮下瘢痕の解除

圧の状態である。適量で脂肪注入を終了することが最も大切である。当科ではA-lineモニターに留置針を接続して，組織内圧を脂肪注入の前後で測定して過圧にならないように注意している。内圧が9mmHg以下で終了することが望ましいが，皮下瘢痕が強い症例では注入前から10mmHg以上であることも多い。皮下瘢痕を解除しながら少量ずつ注入して，数値の変化を注視しながら，内圧が過度に上がりすぎない状況で注入を完了する。

⑤ 術後管理と合併症対策

脂肪注入直後の乳房は硬く，浮腫状であるが，術後2カ月を経過すると浮腫は改善し，軟らかく触知することができる。脂肪注入後に，移植脂肪が生着せずに吸収されるものと，生着して再構築されて脂肪組織となるものがある。再建した乳房の大きさと形が落ち着くのはおおむね術後6カ月であると著者らは考えているが，実際には術後変化はおおよそ1年間続く。注入直後の脂肪は，最初は間質液から栄養を得ているが，その後に移植床となる皮下脂肪，大胸筋，筋膜間での血管新生および血行再開により移植脂肪が生着する。脂肪の生着を高めるには，生着のために重要な術直後の最初の1カ月の術後管理がとても重要である。

■ 術後管理

①脂肪注入部の局所の安静とスキンケア

脂肪注入後の乳房は，コットン素材でできた両乳房用の下着（ホスピタブルロング®：KEA工房製）を装着し，強い圧迫を避ける。3カ月以降はワイヤレスのブラジャーの着用を許可する。Noogleberry®は術後2日目から開始する。

脂肪注入により再建した乳房は全体的に腫れ，注入孔を縫合した針穴からの滲出液も認められる。Noogleberry®のソフトリング装着部に接触性皮膚炎などを合併する場合，ステロイド外用剤を一時的に使用して治療するが，注入前後で皮膚の知覚に変化はないため，形や大きさの左右差があっても，皮膚トラブルは基本的には少ない。創部も含めたシャワー浴も術後2日目から許可し，保湿クリームを乳房の皮膚全体に塗るように指導する。

②患側上肢の運動制限

大胸筋は血行が良く，脂肪注入の良好な移植床となる。脂肪の生着のために再建後に上肢の完全な運動制限をすることは難しい。患者には術後10日間は意識的に，患側の肩関節の運動を制限してもらい，その後は日常的に上肢を使用することを許可している。

また術後2カ月間は，大胸筋を使用する激しい運動は避けるように指示している。

③採取部の圧迫固定

採取部が腹部や腰部の場合はマジックベルト式の腹帯，大腿部は弾性包帯とガードルにて，術直後から3週間は強めに圧迫固定するように指示している。脂肪吸引後の皮下出血斑は通常は3週間程度で軽快する。

■ 合併症とその対策

①気胸

脂肪注入後の合併症はまれであるが，術後早期に起き注意すべきものとして気胸がある。胸痛や呼吸困難などの症状から気胸が疑われる場合，ただちに胸部X線撮影を行い呼吸器内科・外科医に相談する。

②感染と出血

感染を合併することも少ない。照射例などで皮下瘢痕が強く，注入した脂肪が1カ所にプールすると，生着せずに感染のリスクが高くなるため注意が必要である。脂肪注入は，最初は血行のない状態で脂肪を移植しているため，手術時は清潔操作を徹底し，術後も感

染予防のために抗菌薬の内服投与を1週間継続する。

術直後から通常の日常生活は問題ないが，無理をせず療養するように患者へ指導すべきである。脂肪注入部が発赤して痛みも続くようなら，入院治療として抗菌薬を点滴投与に切り替える。排膿するような状況になると，感染が乳房全体に広がるため，可能な範囲で注入孔から移植脂肪を排出させるべきである。トゥメセント液にはアドレナリンが添加されているため，手術した乳房に術直後に出血・血腫を合併することはまれである。

③脂肪壊死

術後数カ月～晩期の合併症として，脂肪壊死による硬結，オイルシスト，石灰化などがある。脂肪注入による再建途上で，皮下腫瘤が触知される場合は，超音波やMRIによる画像評価後に，穿刺圧出や吸引により除去すべきである。次回の脂肪注入が必要な場合は，通常よりも期間を長くあけてから行うべきである。

④採取部の合併症

採取部の合併症の多くは，吸引後の採り残しによる凸凹である。皮下の線維質が多く皮下脂肪が硬い部位で合併しやすい傾向がある。腹部の臍周囲や大腿部後面では注意する。腹部の皮膚弛緩や妊娠線が目立つ部位から吸引する場合は，腹部のシワや凸凹がさらに目立つことがあるため，術前に患者によく説明する必要がある。採り残しが目立つ場合は，次回の手術時にその部分を吸引する。採りすぎの部位は脂肪注入で修正する。

⑥ フォローアップ

術後7日目に注入孔のナイロン糸を抜糸した後は，術後2，4，6カ月目に診察する。

診察ごとに視触診して，再建部や脂肪採取部の状態を確認する。また毎回，超音波検査にて注入後の内部の状況を観察する。1～2mm程度の小さな囊腫が散在して観察されることは多い。5mmを超える大きな囊腫は，1カ所にプールして注入された可能性が高い。不慣れな注入手技や周囲の強い皮下瘢痕，および急速大量注入などが原因として挙げられる。

この部位に再度の注入が必要な場合は，まず穿刺圧出と吸引により除去する。再び外来にて触診や超音波でのフォローを継続し，1年以上の間隔をあけ，瘢痕化が成熟化し組織が柔らかくなってから，次回の脂肪注入を行う。

7 症例提示

【症例1】38歳女性，右乳頭温存乳房切除術後

右乳癌（浸潤癌）にて，前医でNSM＋センチネルリンパ節生検（sentinel lymph node biopsy：以下，SLNB）の後，ホルモン療法にてフォローされていた（図10a）。術後3年を経て脂肪注入による再建を開始した。

術前後にNoogleberry®を4週間（1回40分/朝・夕の2回/1日）併用した。初回手術時は大腿部後面から採取した脂肪を246ml注入したが，BD領域の乳房皮膚と皮下の瘢痕が強いため，18Gの注射針とコールマン注入用カニューレ（"V" Dissector：Johnson & Johnson社製）を用いて，瘢痕を解除しながら注入した（図10b, c）。2回目は6カ月後に大腿部前面から250ml（図10d），3回目はさらに7カ月後に腹部から202mlの脂肪注入を行った（図10e）。

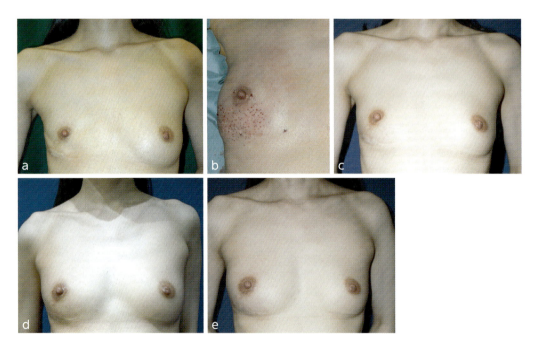

a：再建前。右乳房のBD領域に幅広い瘢痕を認める。皮下は薄く，肋骨の凹凸も目立つ。
b：初回の脂肪注入直後。BD領域の乳房皮膚と皮下瘢痕を，18G注射針やコールマン注入用カニューレ（"V" Dissector）で解除しながら脂肪を注入した。
c：初回の脂肪注入（246ml）後6カ月
d：2回目の脂肪注入（250ml）後6カ月
e：3回目の脂肪注入（202ml）後6カ月

図10【症例1】38歳女性，右乳頭温存乳房切除術後

【症例2】56歳女性，左乳房切除術後

左乳癌（浸潤癌）にて，前医でBt＋リンパ節郭清術〔腋窩郭清（axillary lymph node dissection：Ax）〕の後，化学療法とホルモン療法にて経過観察され，術後3年を経て再建治療を開始した（図11a）。

術前後にBrava®を4週間（8時間/1回/1日）併用した。Brava®による接触性皮膚炎が認められたが，外用剤によるケアを行った。縦方向の手術瘢痕が強いため，18Gの注射針にて細かく瘢痕を切離した後に（図11b），初回手術では大腿部前面から脂肪を採取して，255mlの脂肪注入を行った（図11c）。2回目はBDE領域の乳房皮膚の伸展制限と皮下瘢痕の解除を同様に18G注射針にて行い（図11d），腹部から234mlの脂肪注入を行った（図11e）。3回目はさらに2年後に，乳頭乳輪再建と同時に，大腿部後面から166mlの脂肪注入を行った（図11f）。乳頭はstar flapにて再建した。

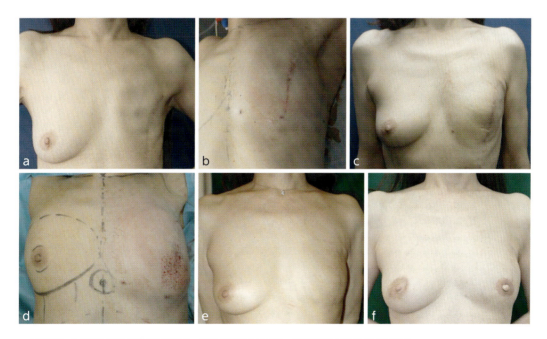

a：再建前。左乳房に縦長の瘢痕を認める。肋骨の凹凸も目立ち，皮下は薄いがピンチはできる。
b：初回の脂肪注入直後。縦長の瘢痕による拘縮を解除するために，18G注射針にて，細かく切離しつつ，脂肪注入を行った。
c：初回の脂肪注入（255ml）後1カ月。Brava®による乳房皮膚の接触性皮膚炎が認められるが，ステロイド外用剤にてケアしている。
d：2回目の脂肪注入直後。BDE領域の乳房皮膚の伸展制限と皮下瘢痕の解除を18G注射針にて行い，脂肪注入を行った。
e：2回目の脂肪注入（234ml）後1年3カ月
f：乳頭乳輪再建と3回目の脂肪注入（166ml）後6カ月。BD領域の容量が不足し乳房下溝線も不明瞭であるが，今後，季肋部の皮下脂肪をスレッドリフトで修正の予定である。

図11【症例2】56歳女性，左乳房切除術後

【症例3】40歳女性，左乳房切除術と組織拡張術後

　左乳癌（非浸潤癌）にて，前医でBt＋SLNBと同時に組織拡張術が行われている。前胸部の乳癌手術後の瘢痕は，幅広で約2cmであった（図12a）。術後2年経過した後に，脂肪注入による再建を開始した。術後のみBrava®を4週間（8時間/1回/1日）併用した。

　初回手術時では，ティッシュ・エキスパンダー（TE）（Natrelle®67-133MV-11：Allergan社製）の生理食塩水を段階的に，総量100ml除水した。一方，大腿部後面から採取した脂肪は，乳房の皮下から被膜間に，少量ずつ210mlの脂肪注入を行った（図12b）。2回目は8カ月後に手術した。最初に乳癌手術の瘢痕を外側のみ切除し，ポケット切開後にTEを抜去した（図12c）。次に大胸筋下のポケット内に左手を入れ，皮下と大胸筋の厚さを確認しながら，この創縁より総量170mlの脂肪注入を全方向に行った（図12d）。脂肪採取部は大腿部前面とした。1年2カ月後にmodified C-V flapと大腿基部からの全層植皮による乳頭乳輪再建，同時にBDE領域に腹部から採取した脂肪を100ml注入した（図12e）。術後1年でtattooによる乳頭乳輪の色調補正を行った（図12f）。

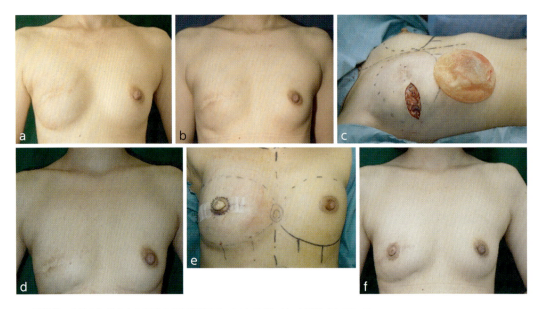

a：再建前。右乳房に横方向の幅広の瘢痕を認める。エキスパンダーが挿入されている。
b：初回の脂肪注入（210ml）後7カ月。エキスパンダーの生理食塩水は100ml除水している。
c：エキスパンダー抜去と2回目の脂肪注入時。乳癌手術の瘢痕を外側のみ切除して，そこからエキスパンダーを大胸筋下から抜去した。この切開線より全方向に多層に脂肪注入を行った。
d：2回目の脂肪注入（180ml）後7カ月。再建側の乳房の大きさと形態は良好にできつつあるが，BDE領域の容量不足を認める。
e：乳頭乳輪再建と3回目の脂肪注入時。modified C-V flapと全層植皮による乳頭乳輪再建を行い，BDE領域に脂肪注入を追加した。
f：乳頭乳輪再建と3回目の脂肪注入（100ml）後1年。乳頭乳輪にtattooによる色調調整を行った。容量はまだ不足しており，経過観察中である。

図12【症例3】40歳女性，左乳房切除術と組織拡張術後

1) Khouri RK, Eisenmann-Klein M, Cardoso E, et al: Brava and autologous fat transfer is a safe and effective breast augmentation alternative: results of a 6-year, 81-patient, prospective multicenter study. Plast Reconstr Surg 129: 1173-1187, 2012

2) Coleman SR, Saboeiro AP: Fat grafting to the breast revisited: safety and efficacy. Plast Reconstr Surg 119: 775-785 ; discussion 786-787, 2007

3) 佐武利彦, 武藤真由, 黄聖琥ほか：自家組織による乳房再建；二つのパラダイムシフト. 更年期と加齢のヘルスケア 14: 333-338, 2016

4) Satake T, Muto M, Kou S, et al: Bilateral breast reconstruction and pectus excavatum correction: a case and review of the literature. Euro J Plast Surg 2018 (in press)

5) Satake T, Narui K, Muto M, et al: Endoscopic nipple-sparing mastectomy with immediate multi-stage fat grafting for total breast reconstruction: a new combination for minimal scar breast cancer surgery. Plast Reconstr Surg 142: 816e-818e, 2018

6) 志茂彩華, 武藤真由, 志茂新ほか：失敗しない脂肪注入による乳房再建. pp37-67, 医学と看護社, 東京, 2017

7) 佐武利彦, 黄聖琥, 武藤真由ほか：脂肪注入による乳房再建. 乳房オンコプラスティックサージャリー2；症例から学ぶ手術手技, 矢野健二ほか編著, pp51-86, 克誠堂出版, 東京, 2017

3 乳房領域への脂肪注入－私の方法
脂肪注入を組み合わせた乳房再建法の応用拡大

■ 素輪 善弘　京都府立医科大学病院形成外科

ポイント

- 脂肪注入は決して容易な手術手技ではなく，多くの経験と綿密な計画が必要とされる。Khouriら[1]の言葉を拝借すれば，「脂肪注入は農作業に類似し，成功の鍵は4Sにある」。4Sとは，soil（移植床），seeds（移植脂肪の処理），sowing（移植技術），support（術後フォロー）である。移植した脂肪組織の生着機序を理解したうえで慎重に行い，生着不良によるシスト形成，線維化，しこり，石灰化などの合併症が起こり得ることを患者と共有しておくことも重要である。
- 常に患者の訴えや身体所見を含めた採取部の臨床経過を見ることと，自身が注入した脂肪は超音波検査で注意深く観察することは，脂肪注入術のラーニングカーブを向上させる近道となる。そのため，脂肪移植を行った症例を術後フォローする診察室に超音波診断装置を常備することを勧めたい。
- 脂肪注入のみでは解決しない場合であっても，自家組織を併用し新たに良好な移植先を付与することで新たな解決法が得られる可能性がある。無理な注入を控え，移植床の環境を整えてから，その状況に見合ったより着実な方法を選択し安全に進めていくことが近道である。

はじめに

　乳房再建における整容改善の限界を解決する方法として脂肪注入移植術（以下，脂肪注入）が注目されている。脂肪注入は，小さな皮膚切開から吸引で得た脂肪組織を，細いカニューレを用いて注入術で遊離移植を行う犠牲の少ない外科的手技であり，特に乳房インプラントを用いた乳房再建における部分的な組織不足や段差などの修正に有効である。脂肪注入は決して簡単な手技ではなく，移植先の条件に見合った移植を計画しなければ思わしい生着は得られない。

　しかし，経験をもとに良好な移植床を構築・選択し，一定の組織量を三次元的に均一に注入するmultiple injectionの技術を高めることで，安全かつ有効なvolume augmentationが可能となる。また，実際の臨床局面では脂肪の適切な注入先候補が定まらずに苦悩する場面も少なくないが，われわれが通常使用している自家組織皮弁も血流豊富な移植床候補となり得る。著者らは，これらと脂肪注入を組み合わせることで，これまで質の高い乳房再建が困難と思われていたような症例で

も，さらなる質的改善を経験してきた。このように，自家組織皮弁と脂肪注入の互いの長所を活かし，短所を埋め合うことで乳房再建の適応はさらに拡大し，乳房再建領域の新展開が期待される。

本稿では，脂肪注入を組み合わせた乳房再建法への応用の拡大についても併せて述べる。

① 適応と禁忌

■適応

- ブレスト・インプラント（silicon breast implant：SBI：以下，インプラント）による乳房再建の部分修正
- 広背筋皮弁や腹部皮弁などの自家組織皮弁における移植組織量の追加
- 脂肪注入のみで全乳房再建を行う場合は，皮膚に余裕があり乳房の突出長がおよそ3cm以内を目安にしている
- 脂肪採取部位をピンチテストあるいは超音波検査で吸引可能と判断できること

■禁忌

- 脂肪注入の手術特性（1回の注入量には限界があり，満足できる結果を得るためには，場合によっては複数回の脂肪注入が必要であることなど）が理解できない，あるいは受け入れられない場合
- 乳癌の局所再発や遠隔転移が疑われる症例（特に広範囲な乳管内進展を伴う症例や浸潤性小葉癌の症例は慎重に検討した方がよい）
- その他，乳腺科主治医からの許可が下りない症例

② 術前計画

あらかじめ，SBI再建前に陥凹変形や段差変形が生じる可能性があることを説明し，患者が希望すれば脂肪注入の適用を検討する。自家組織による再建においても局所的に組織充填が難しい場所が生じることや，組織不足が予想されたりする場合は，脂肪注入を組み合わせることで質的改善が得られる旨を説明する。いずれにしても，多くの症例において1回の注入量に限界があり，満足できる結果に到達するためには複数回の脂肪注入が必要であることを理解してもらう必要がある。特に放射線治療が加わる症例では，1回の脂肪注入効果には限界があるので注意する必要がある。

施行時期については，全身麻酔下の乳癌手術やインプラントに入れ替えを行うタイミングで脂肪注入を併用する。それでも結果が不十分な場合は，乳頭形成術や乳頭・乳輪への医療用刺青を行う手術機会を利用して追加の脂肪注入を行うことが多い。

著者らは術前のマーキングを必ず立位で行い，脂肪注入が必要な部分にマーキングを行う。この時，注入必要量に応じた2段階の等高線マーキングを行っている（図1a）。術中に少なくとも60°程度の坐位をとることが可能な手術台を用い，術前にギャッチアップテストを行う。ギャッチアップした際に頭頸部が不安定となり体幹軸が曲がることで，胸部でも正確な対称性が判断できなくなってしまうことがある。これに対して，著者らはヘッドギアを使用して対称性の安定を確保するようにしている（図1b）。これは，安全面を考慮しても有用な術前準備となる。

③ 手術手技

■脂肪吸引

ここでは，すでにティッシュ・エキスパンダー（以下，TE）が挿入されている症例に

対して，インプラント入れ替え時に脂肪注入を併用するケースを中心に説明する．

吸引部位は原則として大腿を第一選択としている．大腿部の方が脂肪組織間質にある弾性線維に乏しいため，比較的注入しやすい良好な脂肪組織を採取できる印象がある（図2a）．また，胸部と離れた位置での作業となるため，インプラント再建と同時に採取も行いやすく手術時間を短縮できる利点もある．第二選択は腹部であるが，将来腹部皮弁を使用する際の妨げにならないよう，超音波エコーで重要となりそうな深下腹壁動静脈穿通枝を確認しておいたうえで，HartrampfのZone分類におけるⅠ・Ⅱ・Ⅲ領域の順に，これらを避けた部位から採取するよう心がけている（図2b）．

しかし，200ml以上の脂肪組織が必要であり，将来腹部皮弁を用いる可能性が低い場合はその限りではない．広背筋皮弁による再建と併せて脂肪注入を行う症例では，側臥位の状態で対側の背部の脂肪吸引を行った後に（図2c），仰臥位に戻し，必要であれば腹部や大腿部から脂肪吸引を追加し，脂肪注入に備える．

採取法はトゥメセント法を原則としている．著者は，全身麻酔下での脂肪吸引では10万倍希釈アドレナリン含有1％リドカイン溶液を生理食塩水で10倍に希釈して用いている．局所麻酔で吸引する場合は，疼痛コントロールも重要であるため最大3倍希釈まで濃度を上げて使用するが，リドカインとアドレナリンの総投与量がそれぞれ500mg，1mgを超えないようにしている．患者の疼痛閾値と照らし合わせながら，希釈倍率を調整しているが，吸引量1mlに対して1mlの目安量を原則としていることから逆算して，おおよその採取量を計算する．いずれにせよ薬剤投与限度を超えた無理な採取は行わないようにして

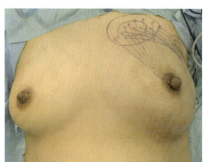
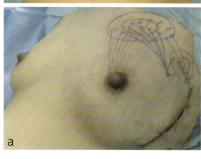
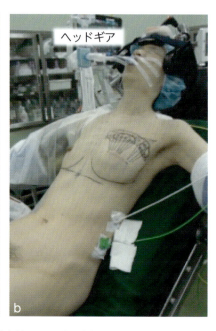

a：脂肪注入部を必要注入量に合わせた2段階の等高線で示し，注入部位からの注入経路の計画もあらかじめ記しておくとよい．
b：体幹軸が曲がらないように，ヘッドギアを使用する．手術中に少なくとも手術台を60°以上ギャッチアップできるように設定することが，安全面においても重要である．

図1　準備

3 脂肪注入を組み合わせた乳房再建法の応用拡大

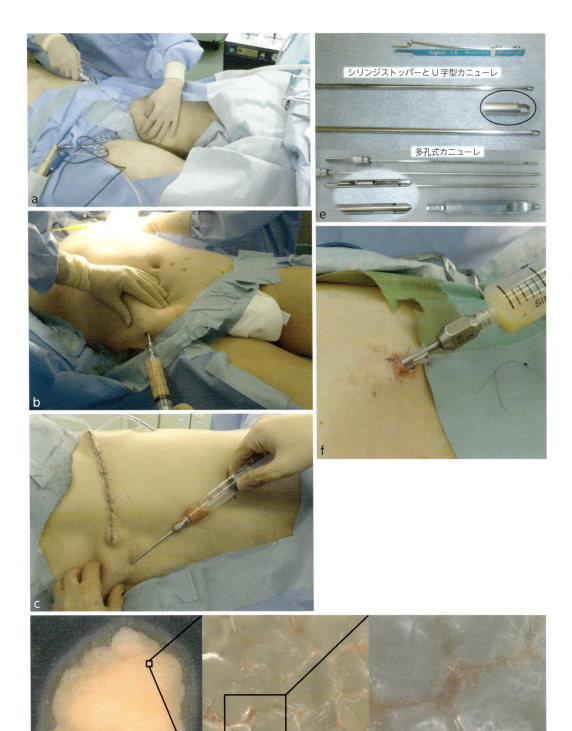

a：大腿内側部からの脂肪吸引
b：腹部からの脂肪吸引
c：背部からの脂肪吸引
d：吸引した脂肪組織とその拡大像。脂肪細胞間に毛細血管が錯綜する
e：著者が使用している脂肪吸引/注入器械
f：吸引チューブを輪状切断したスキンプロテクター

図2　脂肪採取・精製

いる．100ml以下の吸引量であればストッパー付きの吸引用シリンジで吸引し，100ml以上の吸引量を目指す場合は自動ポンプによる脂肪吸引器を用いている．脂肪細胞には，1つ1つにそれを栄養する血管が流入している（図2d）．これらの構造にダメージを与えないよう採取することが大切であり，可能な限り弱い吸引圧で採取するよう意識している．

　脂肪吸引用のカニューレは，脂肪細胞への物理的傷害を避けるために，おおよそ外径3mm前後のU字型のカニューレを使用している．大量吸引が必要な場合は，メルセデス型の3孔式カニューレを用いる（図2e）．できるだけ目立たない部位でシワに沿ってカニューレを挿入することができる最小限の切開を行う．鼠径部に吸引口を設ける場合は，大腿動脈の拍動に触れて，これを十分避けるよう注意する．さらに，皮膚保護器具（スキンプロテクター）を使用し，カニューレによる皮膚の挫滅や摩擦熱傷を防止する．商業用のスキンプロテクターがない場合は，吸引チューブを輪状切断したものを代用することもできる（図2f）．

　実際の採取の手順としては，吸引口の遠位から近位にかけての順番で採取していく．通常利き手に吸引カニューレを持ち，反対側の手で常に吸引部位の皮下脂肪層の厚さや質感を感じながら吸引を行う（図2a～c）．特に深部脂肪層を採取ターゲットとする場合は，対側の手で脂肪組織を筋膜から遠ざけるようにピンチしながら行う．このピンチの位置を少しずつローリングしていく感覚でずらしていき，バランスよく採取することで，局部の陥凹が回避できる．

　吸引後は，吸引部位を遠位から吸引口にかけて円柱状に丸めたガーゼでローリング圧出を行い，採取部位に残存したトゥメセント液を十分に排出した後，6-0ナイロン糸でていねいに縫合閉鎖している．

■吸引脂肪の処理

　採取した吸引脂肪には，水分（トゥメセント液と血清），血球，油分が含まれており，移植細胞の純度を上げるために，遠心分離を行っている．採取直後は，倒置分離を行い（図3a），採取が終了した時点で速やかに遠心分離に移行する．過重遠心は成熟脂肪細胞に物理的ダメージを与えると考えられてい

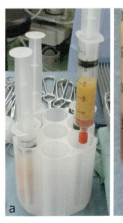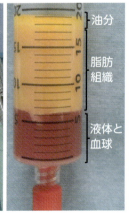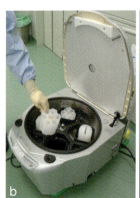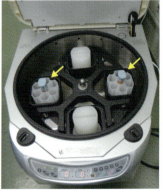

a：倒置分離である程度，液体と脂肪組織を自然分離した後に，遠心分離機で油分や血球をさらに取り除く．
b：遠心分離器を使用する際も，できるだけ本体内部の温度を低く保ち，空気に触れないようにテープで密封する（矢印）．

図3　脂肪の調整

る。設定は遠心力1,500rpm，時間を2分としている（図3b）[2]。

吸引した脂肪は脂肪細胞の代謝や酵素活性を抑えるために，冷却しながら保存し，準備が整い次第速やかに注入するよう心がけている。また，空気に触れると脂肪細胞が溶解してしまうとの報告もあり[3]，採取した脂肪はできるだけ閉鎖したシリンジ，またはチューブ内で保持し続けるように注意している。

■ 移植床側の準備

手術時間短縮のために，移植床の準備と脂肪吸引は可能な限り同時並行で行うようにしている。TEからインプラントへの入れ替え時に注入を行う場合は，TE周囲に形成された被膜の切開や切除はあまり行わない。その方が注入した脂肪が維持されやすく，ポケット内に漏れ出すことが少ない。自家組織皮弁に注入する場合は，皮弁を完全に挙上した状態で行う。

■ 注入

注入用カニューレは，基本的には尖端が鈍の16Gのコールマン脂肪注入用カニューレ®を使用する。また，点滴用延長チューブと三方活栓を使用して注入システムを構築し（図4a），注入を途切れることなくスムーズに行う工夫をしている。皮下の瘢痕形成が高度で注入が思うように進まない場合は，尖端がV字型のカニューレを用いて，瘢痕を解除しながら注入を行う（図4b）。皮膚が下床と強固に癒着して持ち上がらない場合は，18G針で三次元的に細い切れ込みを入れるか針穴をあけメッシュ状にすることで拘縮を解除してから，脂肪注入を行っている（図4c）。皮膚浅層に注入する場合は，17Gあるいは14Gの硬膜外麻酔針を使用している。インプラント再建時に脂肪注入を併用する場合は，インプラントを抜去した状態で，術前マーキングをもとに脂肪注入が必要な組織不足部位に注入を行う。非利き手を胸部ポケットの内腔に入れて皮弁裏面に添えるように支え，皮弁の厚さを確認しながら脂肪注入を行うことで，注入が容易になる（図4d）。また，注入量の配分がわかりやすく，内腔への脂肪組織の漏出も防止できる。インプラントの頭側辺縁から鎖骨にかけて，いわゆるデコルテに相当する部分には十分に注入しておくと，なだらかな形状の乳房マウンドを再現できる。そのうえ，適切なインプラントを留置し，皮膚を仮縫合してから，手術台を60°くらいにギャッチアップし，坐位に近い状態で再度マーキングを行い，組織が不足する部位に追加注入をして微調整する。

注入のポイントは，すなわちいかに細かい脂肪組織を均一に分散して組織間に置いてくるか（multiple injection technique）である。移植した脂肪は約直径1.6mm（約17μl）のサイズであれば良好な生着が得られる。実際には，少なくとも約2倍の直径3mm（約136μl）を超えない脂肪組織塊を，注入カニューレを引きながらリボン状に置いてくるように移植を行っている。慣れない期間は，ユニバーサルパワーインジェクター（メディカルユーアンドエイ社製）や，専用ハンドルが付いたスクリュー式脂肪注入用シリンジ（Tulip社製）を用いて少量ずつの注入を行うことが勧められる（図4e，f）。

われわれは，以下の点を念頭に置いて行っている。

①できるだけ小さいサイズのシリンジを用いる。少なくとも5ml以下を用いるようにし，注入量にもよるが，3mlのシリンジも頻用する。

②同じ方向，同じ層への重複注入がないよう注意する。

③常にシリンジを動かし，静止に近い状態で注入することを避ける。

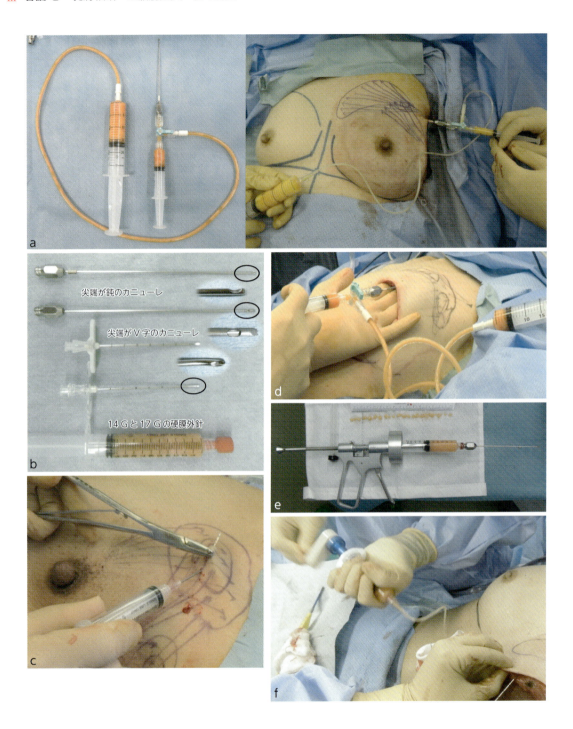

a：われわれが用いている脂肪注入システム
b：使用しているカニューレの種類
c：18G針で三次元的に細かい切れ込みを入れるか，針で穴をあけてメッシュ状にすることで拘縮を解除する
d：非利き手を胸部ポケットの内腔に入れて皮弁裏面に添えるように支え，皮弁の厚さを確認しながら脂肪注入を行う
e：ユニバーサルパワーインジェクターなどのサポートデバイス
f：スクリュー式脂肪注入用シリンジ

図4 注入（インプラント再建）

④先端が鋭の注入用カニューレを使用する場合は，カニューレを引くタイミングで注入するように注意する．
⑤常にシリンジの目盛を注意して確認しながら，1cm動かすのに100μl，すなわち5cmで1mlの半分，10cm注射するのに1mlといった注入感覚で行う．

　注入量については，「無理のない範囲で」としかいいようがない．無理な注入を行うと，移植部位の内圧が上昇し，一定のレベルを超えると，移植した脂肪の壊死を助長するからである[4]．経験を積めば，注入する範囲を手掌で摘んでみて，その皮下組織の厚さと柔らかさを感じることで，必要注入量をある程度推測できるようになる．注入先の内圧が上がり，注入口から脂肪が逆流してくるような感覚の時は，それ以上の注入を控えるべきであるし，皮膚に近い比較的浅い層に注入する場合は，皮膚の緊張が増しオレンジ皮様の毛穴が目立ち硬くなれば注入量限界の徴候といえる．移植組織が余剰した場合は，乳頭・乳輪に相当する部位周辺の皮膚・皮下に脂肪注入を行い，乳頭再建の組織材料として厚みを形成しておく．最後に15Frサイズの吸引ドレーンを入れてから閉創する．

④ 脂肪注入の利用法

■インプラントによる再建術との併用

　前胸部上方（デコルテ）や腋窩前方がアグレッシブに切除された場合，乳房形態によっては，インプラントではうまく覆いきれず，これらが残存することが強く予測される．このような症例では，乳腺外科主治医とよく相談したうえで，一次再建でTEを挿入するタイミングで1回目の脂肪注入を行ってしまうこともある．1回で生着して改善できる程度には限界があるため，乳癌手術時の全身麻酔を注入チャンスとして最大限に生かすことがその目的である．二次再建にTEを使用する場合においてはいうまでもなく，陥凹が予想される範囲にある移植床として，主に血行や移植脂肪保持に優れている大胸筋内に注入している．

　脂肪注入の最適なタイミングは，TEからインプラントへ入れ替える手術と併用させる時である．至適注入量時のTE挿入状態を参考にすることで，具体的な注入部位や移植量の手術計画が立てやすく，被膜があるため注入部位の選択肢も増え，移植組織保持にも良い条件がそろう．また，指で裏打ちを確認しながら脂肪注入ができるため，三次元的な注入位置を認識しやすく，インプラントに余計な物理的刺激を与えることが回避できるといった利点もある．

　インプラントの入れ替え後に，局所麻酔下に補足的に脂肪注入を行う場合は，インプラントへの物理的な刺激を避けるようにし，尖端が鋭の注入カニューレは使用しないようにしている．皮下組織が薄いためインプラントをカニューレで刺してしまう危険が高い場合は，インプラントから離れた頭側だけに留めておく方が安全である．

■自家組織皮弁による再建との組み合わせ

　皮弁による自家組織乳房再建においては，組織の採取量に制限があり，しばしば組織不足に悩まされる．乳癌の術後に放射線照射が行われていた二次再建症例では，照射後の胸部の瘢痕や癒着の程度によって，脂肪注入が困難な症例も多く見られる．脂肪注入には，注入する脂肪組織量に見合った良好な移植床の受け入れ態勢が重要となる．特に，血行が豊富な自家組織はうってつけの移植床となる．脂肪注入を自由に使いこなすことで，こ

れらの問題を解消することができる。

● 広背筋皮弁

　広背筋皮弁は乳房再建に古くから頻用されている典型的な自家組織皮弁であるが，片側の背部皮下に存在する軟部組織量以上の採取はできない。腸骨稜あたりまでの拡大した広背筋皮弁であっても採取量には限度があり，漿液腫や採取部陥凹変形などの合併症が増加する。また，無理に付着させて採取した遠位の脂肪組織は，血行が不良で術後脂肪硬化の原因ともなる。一方で，広背筋皮弁は血流の良い広い面積の筋体を保持しているという特徴を有し，この筋体が脂肪移植の良好な移植床となり得る。脂肪採取部は側腹部や大腿内側部も候補とするが，反対側の背部を第一優先としている。背部の皮膚は厚く，脂肪組織もしなやかさが劣るため，やや採取には慣れが必要であるが，側臥位のまま採取でき，組織採取による背部の陥凹の左右バランスをとりやすいという利点がある。

　注入時は血管柄の走行を確認しながら，筋線維の方向に沿って注入していく。乳房下局から中央にかけての高まりのある乳房を再建するのに皮弁の皮島周囲部分を有効利用する。組織を充塡しにくい乳房上極から前腋窩部にかけての欠損部は皮弁近位部の広背筋を用い，デコルテには大胸筋が良好な移植床となるため，積極的に注入を行っている（図5a）。

　皮島にも脂肪注入を行うが，少量としている。広背筋内に脂肪注入を行う場合は，胸背神経を切断するようにしている。患者条件に

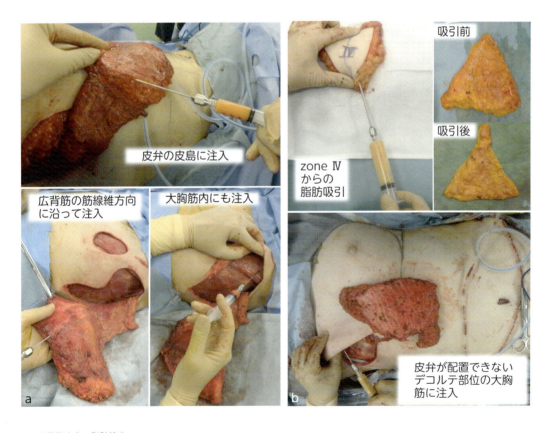

a：広背筋皮弁＋脂肪注入
b：DIEP flap＋脂肪注入

図5　注入（自家組織）

もよるが，今後腹部皮弁の代替として有効利用される可能性がある．また欠損量によっては，脂肪注入を加えることで，分割広背筋皮弁など，これまでより低侵襲の手術にシフトすることもでき，その応用力に期待が膨らむ．

● **腹部皮弁**

腹部皮弁は比較的大きな組織量が採取できるが，皮弁の血管茎側と正中を越えた反対側の脂肪組織は，その血行から採取できる量はやはり制限される．2系統の血管茎を用いることで移植量を増加させることもできるが，その分血管吻合数が多くなることでtime consumingな手術となる．腹部皮弁の移植配置において，デコルテから乳房上極の自然なスロープは，しばしばzone Ⅲを幅広く薄く敷き詰めることで表現される．しかし，特に血管茎が内側列ベースの場合，血流が悪く，使用に耐えられない症例を経験する．それに対して比較的血行が安定した正中側のzone Ⅲを配置するにも，今度はぶ厚すぎて極端に高まりができてしまうことが多い．そのような状況下では，その部位（デコルテライン）に一致した位置の大胸筋に脂肪注入を付加することで自然な高まりを作成できる．

脂肪注入部は広背筋皮弁で述べた方法に準じて行い，筋体が付属したTRAM flapに対しては，筋体内にも脂肪注入を行う．採取部としては残余組織となるHartrampfのzone Ⅳの脂肪組織が利用できる（図5b）．

まだまだ技術の改善の余地はあるものの，皮弁による再建特有の採取量や移植組織形態や配置の制限からくる微妙な問題を解決する糸口となると考えている．

■ **全乳房再建**

現在，わが国でも一部の経験豊かな医師がmegavolume fat graftによる全乳房再建に取り組み，驚くような成果を示している．しかし，あくまでも私見ではあるが，現時点において脂肪移植の母床環境を大きく改善させるような技術革新が生まれない限り，手術手技の標準化は困難と思われる．

例えばNoogleberry®（Noogleberry社）に代表されるような体外式乳房拡張器は，移植床の組織増大，間質圧の減少，血流増加などの効果により移植母床改善が期待できる．一方，皮膚のかぶれ，装着の面倒さ，費用の問題から使用継続が難しい点もあり，汎用化されるには至っていない．また，注入時の組織内圧を下げるために組織拡張器やインプラントで体内から皮膚を伸展させ，段階的にデフレートおよびサイズダウンさせながら脂肪注入を繰り返す方法もある．われわれもこの方法を実践しているが，手術回数や適正なインプラントの使用法からの逸脱などの問題がある．このあたりの技術説明は他稿（本書88〜113頁）に委ねたい．

一方で，ある一定の割合で乳房突出の小さい症例があり，比較的皮膚が柔らかく，さらに皮下脂肪がある程度残存しているような症例においては，数回の脂肪注入で一定の質が担保された全乳房再建が可能であり，良い適応と考えている．われわれの施設では，皮膚に余裕があり乳腺の突出長が約3cm以内の乳房再建については，積極的に脂肪注入のみによる乳房再建を行っており，現在手技の標準化を模索している．

⑤ 術後管理

術後当日と1日目は止血のために吸引部を自着包帯や腹帯で圧迫保護を行い（図6a），その後，ガードルや弾性ストッキングなどを1週間着用させる．大腿部は，通常の弾性包帯では歩行により容易にずれてしまうが，自着包帯は維持されやすいため勧められる．術後早期は採取部の皮膚に小さな点状紫斑が見

られることが多い．しばしば目立った斑状出血斑を生じ，やがて黄色斑に移行することもあるが，通常1カ月程度で消失する．

大胸筋内や広背筋内に脂肪注入を行った場合は，安静のために約1カ月は大胸筋が収縮するような運動や上肢の運動を制限している．また，必要以上に注入部位を圧迫するようなマッサージを行うことや下着の装着は控えるよう指導している．

⑥ 合併症

脂肪注入の重篤な合併症として，理論上，脂肪塞栓も考え得るが，いまだ乳房再建における使用での報告は見あたらない．ここでは，脂肪壊死，感染，インプラント損傷，気胸について説明する．

■ 脂肪壊死

術者の経験が浅く手技が未熟なケースでは，しばしば移植床のポテンシャルに釣り合わない脂肪組織量をボーラスで注入してしまいやすい．その結果，移植脂肪の中心壊死を生じてしまい，良好な生着が得られなくなる．壊死した脂肪細胞は，すぐには吸収されず一定期間体積を維持するため，一見問題がないように思える．しかし，やがてこれらは比較的大きな油滴を形成し，炎症性マクロファージに包囲されることで線維化が目立ち，慢性化した炎症は石灰化の原因ともなる[5]．

■ インプラント損傷，気胸

乳頭・乳輪が切除された症例では，乳頭形成術や医療用刺青などの手術機会を利用して脂肪注入を併用する場合が多い．しかし，この場合は乳房インプラントを留置した状態での脂肪注入となる．その注意点として，インプラント周囲の皮下組織が薄い場合はカニューレ尖端でインプラントを刺してしまう危険もあり，インプラントから離れた頭側だけに留めておく方が安全である．インプラントに近い部位に注入したい場合は，必ず尖端が鈍のカニューレを用いて，インプラント外殻の接線方向を意識しながら注入を行うよう心がける必要がある．18G針を用いた瘢痕解除の際も，同様に細心の注意を要する．

気胸もまれな合併症の1つであるが，しばしば報告されている[6]．胸壁に近い深部に注入を試みる場合も，同様に胸郭弯曲の接線方向を意識しながら注入を行い，気胸を回避するよう心がける．

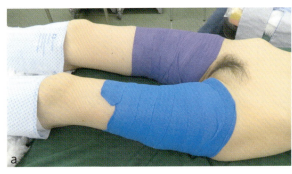 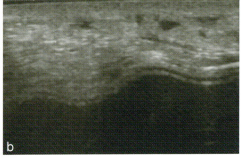

a：止血のために吸引部を自着包帯や腹帯で圧迫保護を行う．
b：超音波所見．脂肪注入部位にマイクロシストが見られる．

図6 術後フォローアップ

⑦ フォローアップ

　術後は定期的に，外来診察時に移植脂肪の経過を触診と超音波診断装置で確認する。超音波を用いれば，約1mmの小さい壊死した脂肪でも低エコー（オイルシスト）として確認できる（図6b）。生着不全による石灰化や線維化で触診上しこりとして触れることもあるが，術前にあらかじめ局所再発と誤解しないよう十分に説明しておくことも必要である。

　いずれにせよ，脂肪移植を行った症例の術後フォローに超音波診断装置を常備することが勧められる。自身の注入術に問題がないかを頻回にチェックする機会をもつことで，自身の注入技術の問題点を微修正していく意識が働き，これが上達への近道となり得るという筆者の考えを強調しておきたい。

　術後4～6カ月程度で脂肪の生着状態はプラトーとなるため，脂肪注入を併用したインプラント入れ替え後6カ月を目安に，超音波診断器で脂肪壊死を確認したうえで乳房形状をしっかりと評価する。さらなる脂肪注入が望ましく，患者が希望する場合には，採取する脂肪があるかどうかを検討したうえで追加脂肪注入を計画する。

　脂肪注入の成績は移植床の潜在能力にも大きく左右される。例えば，放射線照射後の硬い皮膚で余裕がない場合は，思うような注入が難しい。また，手術瘢痕の下や腋窩部位の陥凹は，なかなか思うような効果が得られないことも経験する。これらに対しては自家組織を併用し，新たな組織材料を付与することで解決が得られる可能性がある。

　脂肪注入単独では小さな効果しか得られないと判断される難しい状況において，むやみにこれを繰り返すことは決して良策とはいえない。患者との良好な関係を構築し，最終的な到達目標をしっかりと設定し，経済的な面も考慮しながら慎重に話し合ったうえで治療を進めていくことが重要であると考えている。

⑧ 症例提示

【症例1】 39歳女性，インプラント＋脂肪注入（一次再建）

　左乳癌に対して左乳房全摘術施行後，インプラントを用いた一次一期再建術を行った。インプラント挿入時に83mlの脂肪注入を，また乳輪tattooと同時に局所麻酔下に69mlの脂肪注入を施行した。合計2回，計152mlの脂肪注入を行った（図7）。

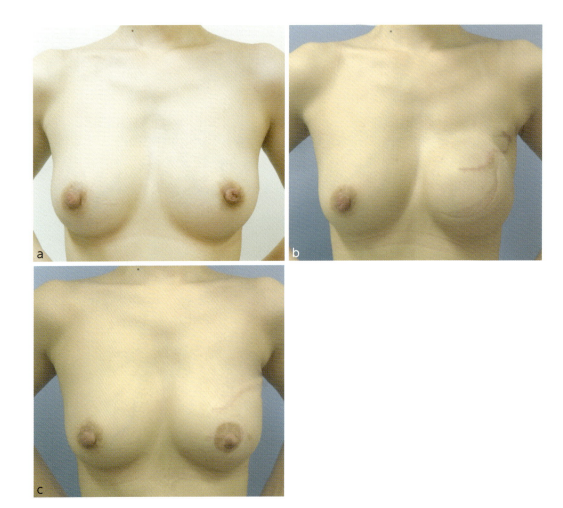

a：術前
b：TEによる拡張後
c：インプラント＋脂肪注入後6カ月

図7　【症例1】39歳女性，インプラント＋脂肪注入（一次再建）

3 脂肪注入を組み合わせた乳房再建法の応用拡大

【症例2】48歳女性，インプラント＋脂肪注入（一次再建）

　右乳癌に対して右乳房全摘術施行後，インプラントを用いた一次一期再建術を行った。TE挿入時にデコルテ周囲の大胸筋を中心に，インプラント挿入時に85mlの脂肪注入を，また乳頭形成術と乳輪tattooと同時に2回局所麻酔下に49ml・45mlの脂肪注入を施行した。合計3回，計179mlの脂肪注入が可能となった(図8)。

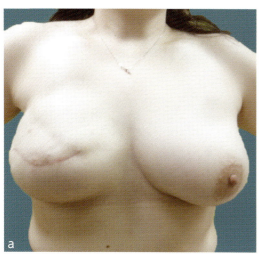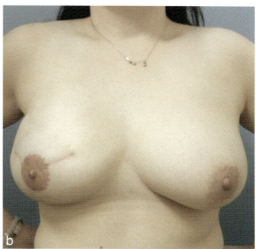

a：TE挿入＋脂肪移植術後4カ月
b：インプラント＋脂肪移植術後1年

図8 【症例2】48歳女性，インプラント＋脂肪注入（一次再建）

【症例3】42歳女性,インプラント+脂肪注入(二次再建)

　右乳癌に対して右乳房全摘術施行後,インプラントを用いた二次二期再建術を行った。TE挿入時とインプラント入れ替え時に,それぞれ57ml,55mlの合計112mlの脂肪注入を施行した(図9)。

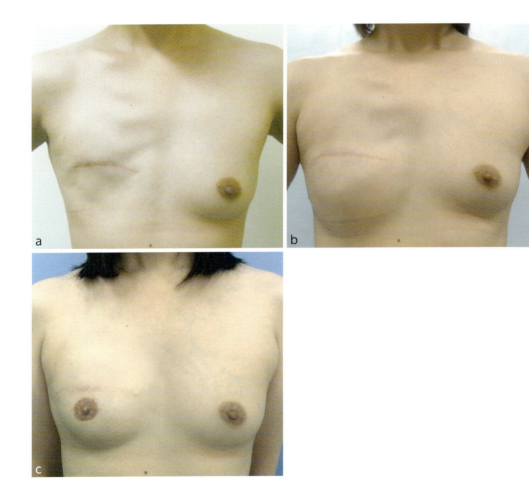

a:術前
b:TE挿入+脂肪移植術後5カ月
c:インプラント+脂肪移植術後1年

図9 【症例3】42歳女性,インプラント+脂肪注入(二次再建)

3 脂肪注入を組み合わせた乳房再建法の応用拡大

【症例4】59歳女性，インプラント＋脂肪注入（二次再建）

左乳癌に対して左乳房全摘術施行後3年に，インプラントを用いた二次二期再建術を行った。TE挿入時とインプラント入れ替え時に，それぞれ43ml，55mlの脂肪注入を施行した。さらに乳頭形成術と乳輪tattooと同時に2回，局所麻酔下に39ml，35mlの脂肪注入を施行した。合計4回，172mlの脂肪注入を施行した（図10）。

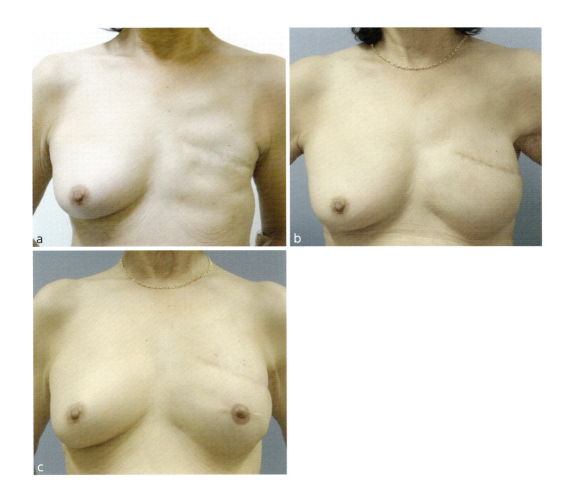

a：術前
b：TE挿入＋脂肪移植術後6カ月
c：インプラント＋脂肪移植術後2年

図10【症例4】59歳女性，インプラント＋脂肪注入（二次再建）

【症例5】51歳女性，乳房全摘出後単独脂肪注入による全乳房再建

局所麻酔で計3回の脂肪注入（脂肪注入量は65ml，68ml，52ml，合計185ml）を施行した（図11）。

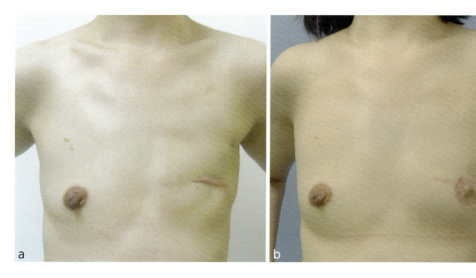

a：術前
b：3回の単独脂肪移植術後2年

図11【症例5】51歳女性，乳房全摘出後単独脂肪注入による全乳房再建

【症例6】45歳女性，広背筋皮弁＋脂肪注入移植

　左乳癌に対して，skin-sparing mastectomy後，広背筋皮弁を用いた一次一期再建術を行った。乳房切除量256gに対して，移植皮弁量は232mlであった。相対的に移植皮弁量が不足していると考えられたため，皮弁内に73mlの脂肪注入を施行した。これにより，明らかに不足すると思われたCD領域に組織量を追加することができた（図12）。

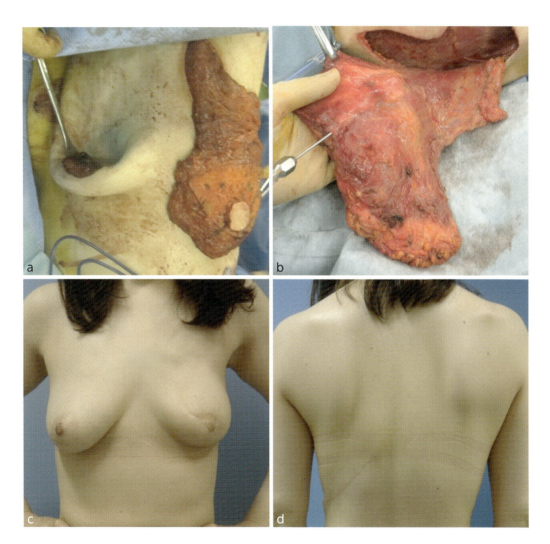

a：SSM後広背筋弁で再建を試みるも，組織不足が予測される。
b：広背筋の裏面から筋束に沿って脂肪注入を行う。
c：術後1年（正面）
d：術後1年（皮弁採取部）

図12【症例6】45歳女性，広背筋皮弁＋脂肪注入移植

文献

1) Khouri RK Jr, Khouri RK: Current clinical applications of fat grafting. Plast Reconstr Surg 40: 466e-486e, 2017
2) Ferraro GA, De Francesco F, Tirino V, et al: Effects of a new centrifugation method on adipose cell viability for autologous fat grafting. Aesthetic Plast Surg 35: 341-348, 2011
3) 青井 則之, 吉村 浩太郎：脂肪注入術；これまでの発展と今後の展望. 形成外科 59: 514-523, 2016
4) Khouri RK Jr, Khouri RE, Lujan-Hernandez JR, et al: Diffusion and perfusion: the keys to fat grafting. Plast Reconstr Surg Glob Open 2: e220, 2014
5) Kerridge WD, Kryvenko ON, Thompson A, et al: Fat necrosis of the breast: a pictorial review of the mammographic, ultrasound, CT, and MRI findings with histopathologic correlation. Radiol Res Pract 613139, 2015
6) DelayE, Garson S, Tousson G, et al: Fat injection to the breast: techningue, results, and indications based on 880 procedures over 10 years. Aesthet Surg J 20: 360-376, 2009

事項索引

う
ウェイトフィルター（付きシリンジ） 54, 63
運動制限 108

え
遠心処理 46, 90
遠心速度 19
遠心分離（器） 17, 18, 91, 118

お
オイルシスト（oil cysts） 94, 123
― （radiolucent oil cysts） 30
オーバーコレクション 65
オレンジ皮様（peau d'orange） 90, 93, 107, 121

か
ガードル 123
下眼瞼 60, 61, 62, 63
過生着 59
カニューレ 10, 45, 46, 53, 66, 78, 92, 117, 120
間質血管細胞群（SVF） 5, 37, 38, 68
顔面（陥凹）変形 71
顔面用脂肪注入器（MAFT-Gun®） 80, 81

き
気胸 97, 108, 124
吸引ポンプ 90
頬部陥凹変形 72

く
クーリング 56, 69
くま 73

け
血管新生 40
血管内皮（前駆）細胞（AEPC） 36
血管内皮増殖因子（VEGF） 5
血管柄付き（真皮）脂肪移植術 25
検診ガイドライン 30

こ
硬結 58
口唇口蓋裂術後 77
広背筋皮弁 122, 131
コールマン脂肪注入用カニューレ® 106, 119
コールマン注入針 80
こめかみ 60

さ
採取部の選択 53
三次元画像診断装置 102

し
脂肪壊死 28, 30, 31, 37, 94, 124
脂肪細胞 14
脂肪腫 2
脂肪精製・処理 14
脂肪幹（前駆）細胞 3, 15, 36, 38
脂肪嚢腫 52
脂肪（由来）幹細胞 2, 5, 23, 30
脂肪由来血管内皮（前駆）細胞（AEPC） 38
重力による分離精製（sedimentation） 16
術後瘢痕 84
漿液腫（seroma） 96
上口唇 60, 62, 63
シリンジストッパー 117
シリコンゲル充填人工乳房 88
シリコンメッシュ 81
唇顎口蓋裂 83
深下腹壁動静脈穿通枝 116
真皮脂肪移植（術） 23, 24, 25

す
垂直下方注入法 56
垂直上方注入法 55
水平重積注入法 55
スキンプロテクター 105, 106, 117, 118
スクリュー式脂肪注入用シリンジ 92, 119, 120
ストッパー 106
― 付き吸引用シリンジ 118
ストレッチマーク 101
スレンダーカニューレ 92

せ
生着率 25, 30, 57
石灰化 28, 31, 37, 100, 124
接触性皮膚炎 103
セルライト 105
線維化 28, 37
線維芽細胞増殖因子（FGF） 5
線溶効果 40

そ
創傷治癒 2

た
ダーマローラー 40
第1第2鰓弓症候群 49, 77, 84, 85
体外式乳房拡張器 100, 101, 103, 123
対側異時性乳癌 100
多血小板血漿（PRP） 39
タッチアップ 95
脱毛症 41
炭酸水素ナトリウム（メイロン®） 66
弾性ストッキング 123

ち
チタンジョイントカニューレ® 68
茶こし（器） 54, 67
注入量の目安 65
超音波（エコー）所見 31, 94, 114, 124

て
ティシュ・エキスパンダー（TE） 88, 89, 92, 96, 112, 126, 127, 128, 129
デコルテ 93, 119
電動式脂肪吸引器 10

と
頭蓋縫合早期癒合症 77
頭頸部 22
等高線 115, 116
倒置分離 118
トゥメセント（液） 9, 11, 53, 66, 78, 90, 106, 118
― 法（tumescent technique） 9, 116
トランスフォーミング増殖因子（TGF-β） 5

な
ナノファットグラフト 76, 81, 84

に
ニードリング 37, 40
二期的乳房再建 88, 89
乳頭温存乳房切除術（NSM） 101, 110

の
嚢腫（形成） 58, 59, 100, 109
嚢胞 94
嚢胞形成 37

は
培養 38

ひ

ヒアルロン酸	53
鼻咽腔閉鎖不全	22
皮下深層 (deep plane)	55, 68
皮下浅層 (superficial plane)	55, 68
皮下乳腺全摘術	101
肥厚性瘢痕	40
微小細片化脂肪組織	38
微小石灰化 (microcalcifications)	30
鼻唇溝	62, 63
皮膚温存乳房切除術 (SSM)	101
皮膚陥凹 (delle)	31
皮膚保護器具	118
ピンチテスト	8, 115

ふ

フィルタリング	17
フェザリング	79
腹帯	123
腹部皮弁	123
不生着	58
フラクショナルレーザー	40
ブレスト・インプラント	88, 115, 126, 127, 128, 129
―損傷	124

ほ

放射線潰瘍	40
放射線障害	40
放射線治療・照射	23, 29, 96, 97, 98, 101, 125
法令線	62, 65, 73

ま

マイクロファットグラフト	76, 80, 83, 84
マイクロポアテープ	82
マンモグラフィー	30, 31

み

未分化脂肪細胞	3

む

無細胞化脂肪組織	38

め

滅菌遠心用チューブ	79
メイロン®	66

ゆ

ユニバーサルパワーインジェクター	119, 120

ら

ランゲルハンス細胞組織球症	70

り

リップリング	88
リモデリング	37
リンパ浮腫	41

れ

冷凍保存脂肪（注入）	57

A

adipose-derived endothelial progenitor cells (AEPC)	36, 38
adipose-derived stem cells (ADSCs, ASC, ASCs)	5, 15, 23, 30, 36, 38
adipose-derived stromal/stem cells (ASC)	36, 37, 38
American Society of Plastic Surgeons (ASPS)	3

B

bone first	44, 48, 49
Brava®	5, 101, 103, 111, 112

C

cell-assisted lipotransfer (CAL)	37, 38
Coleman (法 (technique))	3, 10, 17, 18, 22, 67, 107

D

decanting	16
DIEP flap	122

F

fibroblast growth factor (FGF)	5

H

hand rejuvenation	18

L

LB 針	54
Letterer-Siwe 病	70

M

MAFT-Gun®	80, 81
multiple injection (technique)	114, 119

N

nipple-sparing mastectomy (NSM)	101, 110
Noogleberry®	6, 103, 104, 108, 110, 123

P

peau d'orange	90, 93, 107, 121
platelet rich plasma (PRP)	39
Puregraft®	106

R

rigottomy	69

S

sedimentation	16
seroma	96
silicon breast implant (SBI)	115
skin-sparing mastectomy (SSM)	101, 131
soft tissue first	45, 48, 49
stab incision	68
stromal vascular fraction (SVF)	5, 37, 38, 68
structural fat grafting	76

T

transforming growth factor (TGF-β)	5
total mastectomy (Bt)	101
Treacher Collins (症候群)	49
Tulip	66
tumescent	9, 11, 53, 66, 78, 90, 106, 118
―technique	9, 116

U

U 字型カニューレ	117

V

vascular endothelial growth factor (VEGF)	5
"V"Dissector	110
VECTRA®	102
volume augmentation	114

編者紹介

淺野　裕子（あさの　ゆうこ）
［亀田総合病院乳腺センター乳房再建外科］

1990年　産業医科大学医学部卒業　日本赤十字社医療センター外科研修
1992年　東京大学医学部形成外科学教室入局後，国立国際医療センター，武蔵野赤十字病院，同愛記念病院，セルポートクリニック横浜，帝京大学医学部付属病院など
2013年　亀田総合病院乳腺科センター：乳房再建担当部長

専門分野：乳房再建，脂肪注入ならびに脂肪幹細胞治療

関堂　充（せきどう　みつる）
［筑波大学医学医療系形成外科］

1988年　北海道大学医学部卒業　同大学形成外科学教室入局
同大学関連病院，国立がんセンター東病院頭頸科，旭川厚生病院形成外科（主任医長），ケンタッキー大学形成外科，北海道大学医学部附属病院（講師）など
2008年　筑波大学大学院医学医療系形成外科：教授

専門分野：頭頸部・乳房・腹壁再建，マイクロサージャリー

主な研究分野：鼻骨上顎骨再生に関する鼻粘膜および鼻腔側骨膜の果たす役割，頭頸部再建における遊離組織移植後の動脈血流変化，腸管移植における血流動態の変化

脂肪注入移植術

〈検印省略〉

2019年5月15日 第1版第1刷発行

定　価（本体8,500円＋税）

編著者　淺野裕子，関堂　充
発行者　今井　良
発行所　克誠堂出版株式会社
　　　　〒113-0033　東京都文京区本郷3-23-5-202
　　　　電話　03-3811-0995　振替　00180-0-196804
　　　　URL　http://www.kokuseido.co.jp

印刷・製本・組版：三美印刷株式会社

ISBN 978-4-7719-0519-1 C3047　￥8,500E
Printed in japan ©Yuko Asano, Mitsuru Sekido

- 本書の複製権，翻訳・翻案権，上映権，譲渡権，公衆送信権，二次的著作物利用権は克誠堂出版株式会社が保有します。
- 本書を無断で複製する行為（複写，スキャン，デジタルデータ化など）は，「私的使用のための複製」など著作権法上の限られた例外を除き禁じられています。大学，病院，診療所，企業などにおいて，業務上使用する目的（診療，研究活動を含む）で上記の行為を行うことは，その使用範囲が内部的であっても，私的使用には該当せず，違法です。また私的使用に該当する場合であっても，代行業者等の第三者に依頼して上記の行為を行うことは違法となります。
- JCOPY〈(社)出版者著作権管理機構　委託出版物〉
本書の無断複写は著作権法上での例外を除き禁じられています。複写される場合は、そのつど事前に(社)出版者著作権管理機構（電話 03-5244-5088, Fax 03-5244-5089, e-mail：info@jcopy.or.jp）の許諾を得てください。